건강하게 오래 살려면

차라리
운동하지
마라

건강하게 오래 살려면

차라리
운동하지
마라

아오야기 유키토시 지음 | 김현화 옮김

비타북스

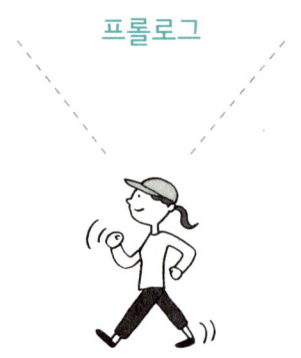

여러분의 수명을 단축시키는 운동, 아무리 열심히 해도 의미가 없는 운동, 이제 그만두면 어떨까요?

"운동을 하면 건강해진다."

이런 무서운 '착각'을 바로잡고자 이 책을 썼습니다.

"매일 1만 보를 걸었는데, 뼈가 약해졌다."

"달리기를 시작했더니, 동맥경화에 걸렸다."

잘못된 운동을 계속한 탓에 병에 걸린 사람들은 헤아릴 수 없이 많습니다. 그럼에도 어째서 운동을 하면 건강해진다는

'착각'을 하는 것일까요?

세상에는 수많은 건강법이 있습니다. 식재료는 '콩이 좋다', '당질은 빼는 편이 낫다', '유글레나가 좋다'와 같이 유행에 좌우되는 일이 많지만, 운동은 어떨까요?

"운동은 지속하기는 힘들지만 몸에는 좋다."

그렇게 생각하고 있지 않나요?

어찌되었든 활동적으로 몸을 움직이면 좋을까요?

아닙니다. 틀렸습니다.

그렇다면 거리에서 흔히 실천할 수 있는 걷기 운동을 하면 좋을까요?

그것 또한 틀렸습니다.

안타깝게도 모두 잘못된 생각입니다.

왜냐하면 건강을 평생 약속해주는 운동이 있는 반면, 의미가 없거나 오히려 건강을 해칠 우려가 있는 운동도 존재하기 때문입니다.

필자는 도쿄 건강장수의료센터연구소에서 오랫동안 고령자의 신체와 건강을 연구해왔습니다. 군마 현 나카노조 마을에서 65세 이상의 고령자 5000명을 대상으로 실시한 '나카노조 연구'가 그 집대성이라고 할 수 있지요.

연구를 하며 늘 의아하게 생각한 점이 있었습니다. 운동을 굉장히 좋아하고 무척 건강한 생활을 하는 사람의 신체 수치를 보았을 때 건강하다고 단정 지을 수 없다는 점, 이렇다 할 운동을 하지 않는 사람이 굉장히 건강한 신체 수치를 나타내기도 한다는 점이었습니다. 그 차이에 숨겨져 있던 것이 바로 '운동은 대단하다는 착각'이었습니다.

이쯤에서 비밀을 밝히기 위해 두 여성을 소개하겠습니다.

• Y 씨: 정년퇴직한 남편과 건강을 유지하기 위해 시작한 조깅에 빠져 풀코스 마라톤에 출전할 정도의 실력이 되었다.
• Z 씨: 요리와 아이쇼핑이 취미. 마트 몇 군데를 옮겨 다

겉보기에도 Y 씨는 호리호리하고 탄력 넘치는 몸을 가지고 있었고, 무척이나 건강해보였습니다. 하지만 Y 씨는 어느 날 갑자기 뇌경색에 걸렸습니다. 대조적으로 Z 씨는 운동다운 운동을 하지 않았습니다. 하지만 혈압도 혈당치도 건강 그 자체였습니다.

이 두 사람을 '건강'과 '질병'으로 나눈 것은 대체 무엇이었을까요?

Y 씨는 자신의 나이에 비해 운동 강도가 지나치게 높았습니다. 건강해지기 위해 시작한 마라톤 때문에 오히려 병에 걸린 것입니다. Y 씨에게 마라톤은 몸이 비명을 지르는 '잘못된 건강법'이었던 것이지요.

그에 비해 Z 씨는 자신의 연령에 딱 적당한 강도로 몸을 움직이고 있었습니다. 그리하여 건강 그 자체인 몸을 유지할 수 있었던 것입니다.

그렇습니다. 운동에는 나이에 맞는 '최적의 강도'가 있습니다. 지나치게 약하거나 지나치게 강해도 잘못된 것입니다. 이를 바로 '중강도 운동'이라고 부르며, 기준이 되는 단위는 '메츠'로 나타냅니다. 따라서 필자는 이것을 '메츠 운동법'이라고 부르고 있습니다.

옷을 예로 들어볼까요? 나이가 들면 옛날에 입던 옷이 꼭 끼게 되거나 왠지 어울리지 않게 되는 것은 자연의 이치입니다. 그렇다고 해서 지나치게 헐렁해도 기분 좋게 입을 수는 없습니다. 나이에 맞추어 가장 적절한 사이즈로 바꾸어야 하는 것입니다. 운동도 마찬가지입니다. 여러분의 나이, 성별, 체격에 비추었을 때 가장 잘 맞는 것이 있습니다. 나이가 들어서도 같은 운동을 하면 몸에 운동이 맞지 않는 상황이 벌어집니다.

예를 들어 20대가 무난히 소화해내어 건강해지는 운동을

60대 이상의 고령자가 하면 건강이 나빠지는 경우가 있습니다. 반대로 60대 이상에게 가장 적합한 운동을 20대가 아무리 지속적으로 한다고 해도 건강에는 거의 의미가 없을 때도 있습니다.

운동에 대해 부정적인 이야기만 했지만, 반대로 중강도 운동을 의식해서 한다면 여러분의 몸에 이보다 강력한 아군은 없을 것입니다. 참고로 나카노조 연구에서는 '메츠 건강법'을 도입하여 고령자의 90퍼센트 이상 건강 상태가 개선되었고 그 건강 상태가 10년 이상 유지되어서 '나카노조의 기적'이라 불리고 있습니다.

또한 '메츠 건강법'으로 사망 원인의 상위를 차지하는 암, 뇌졸중, 심근경색을 비롯하여 당뇨병이나 고혈압, 동맥경화 등을 예방하고 개선할 수 있었습니다. '메츠 건강법'을 실행하면 세포가 활성화되어 만병을 물리칠 수 있습니다.

누구에게나 기적은 반드시 일어나는 법입니다. 물론 여러분의 몸에도 일어나지요.

'메츠 건강법'을 지속하면 어떤 건강식품이나 고가의 영양제를 섭취하는 것보다도 여러분의 생활이 건강하고 풍요로워지리라는 것을 나카노조 주민들이 몸소 증명해주었습니다.

이 효과는 TV 방송에서도 다루어졌습니다. 그 때문인지 지금은 군마 현, 나라 현, 와카야마 현, 고베 시, 요코하마 시, 야마구치 시 등의 각 자치단체와 도요타 자동차, 가오, 야쿠르트 등의 기업에서도 기적을 일으켜달라는 의뢰가 끊이지 않아서 '메츠 건강법'은 점점 확산되고 있습니다. 한 발 앞서 '외출 건강법'이라는 이름으로 '메츠 건강법'을 도입한 나라 현에서는 이미 효과가 나타나기 시작했습니다.

반년 이상 건강 모니터가 되어주었던 분들로부터 혈압 약이 절반으로 줄었고 혈당치가 정상으로 돌아왔다는 목소리가 계속해서 들리고 있으므로 모니터 요원을 앞으로 더욱 늘려갈 예정입니다.

이런 기적을 일으키는 '메츠 건강법'을 실천하는 구체적인 방법을 지금부터 소개하겠습니다.

도쿄 건강장수의료센터연구소
아오야기 유키토시

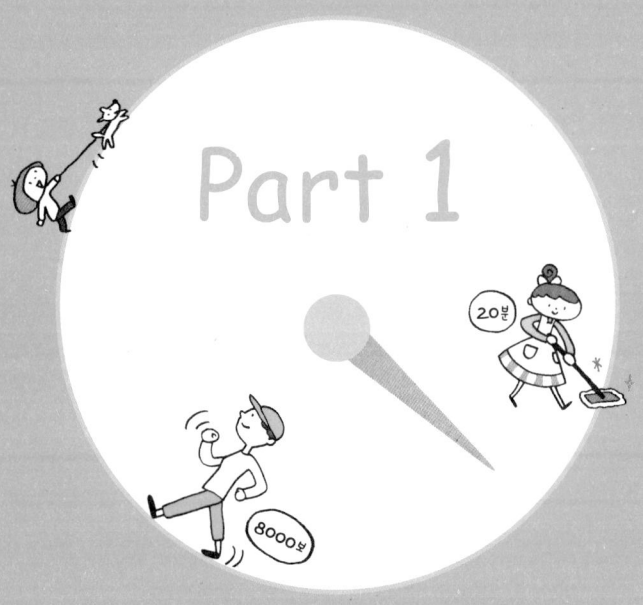

Part 1

매일 1만 보를
걸어도
질병에 걸린다?!

건강이라는 시점에서 보면 운동의 세기는 약하거나 지나치게 강해서는 안 됩니다.
따라서 중강도 운동이야말로 건강의 유지와 증진, 병을 예방하는 데
가장 효과적이며 건강하게 오래 살기 위해 반드시 필요합니다.

1

운동으로
수명을 단축시키는
사람들

'1일 1만 보'를
실천했더니 질병에 걸리다

걷기는 건강해지는 운동의 대표 명사라 할 수 있습니다. 여러분은 걸으면 건강해진다고 단순하게 생각하고 있지는 않나요? '건강해지기 위해 1만 보를 걷자'라고 했던 시대가 있었기에 걸으면 걸을수록 효과적이라고 생각하는 사람도 있으리라고 봅니다. 그러나 매일 걷는 걸음 수가 많다고 해서 건강해진다는 보장은 없습니다. 나카노조 연구에서 세 사람의 예를 살펴봅시다.

군마 현 나카노조에 있는 전통 온천 여관의 여주인인 77세 A 씨. 온천 효과도 있을 테지만, 동년배와 비교해도 피부에 윤기가 흐르고 실제 나이보다 열 살 정도 젊어 보입니다.

여관 일은 생각보다 아주 고됩니다. A 씨는 새벽 5시에 일어나 밤 9시 무렵까지 일합니다. 게다가 접객은 물론, 접수와 방 청소, 세탁과 식사 준비, 종업원의 교육과 경리 등 여러 방면의 일을 하고 있습니다.

아침부터 밤까지 걷기만 하므로 하루에 걷는 걸음은 동년배인 고령층의 평균을 크게 웃도는 1만 보 이상입니다. '이만큼 걷는다면 분명 건강하겠지' 하고 많은 사람이 생각할 것입니다. 하지만 A 씨는 골다공증을 앓았고, 넘어지는 바람에 골절상까지 입었습니다.

다음으로 B 씨는 70세 남성입니다. 퇴직하고 유유자적한 생활을 보내던 B 씨는 매일 반려견과 산책하는 것이 생활 습관이었습니다.

반려견에게 이끌려 집 근처를 산책했으므로 걷기와 동일한 효과가 있었을 테고 그 나름대로 운동이 되었을 것입니다. 그러나 어느 날 B 씨는 우울증을 앓게 되었습니다.

보통, 우울증이 발병하는 사람은 외출을 하거나 외부와의 접촉을 꺼립니다. B 씨는 반려견과 산책하는 일이 습관이 되었기 때문에 우울증에 걸리리라고는 전혀 생각하지 않았지만, 어째서인지 발병한 것이지요.

65세의 여성 C 씨는 건강 유지를 목표로 아침과 저녁에 두 번으로 나누어 하는 산책을 일과로 삼고 있었습니다.

하루 평균 걸음 수는 8000보. 일반인의 평균은 7000보 정도이기 때문에 걷는 횟수는 많은 편이며 1일 운동량으로 충분하다고 할 수 있는 수치입니다. 그러나 C 씨는 당뇨병에 걸렸습니다.

지금까지 소개한 세 명의 공통점은 평소 건강에 신경을 쓰고 있으며 실제로 일이나 산책 등으로 자주 걸었다는 것입니다. 게다가 A 씨와 C 씨는 일상생활에서 동년배보다 많이 걸었습니다.

그럼에도 불구하고 병을 앓았던 것이지요.

철인3종경기로 동맥경화에 걸린 남성

한 발 더 나아가 적극적으로 운동을 하여 건강을 해친 사람의 예를 살펴봅시다.

지인 가운데 40대 중반의 남성 D 씨가 있습니다. 우수한 경영자인 그는 활력 넘치게 일을 해내고 있었지만, 몹시 바쁜 나머지 스트레스가 쌓였고, 그로 인해 폭음과 폭식을 하여 1년에 10킬로그램이나 체중이 증가했습니다. 이래서는 안 되겠다는 생각에 마흔 살 때 마음을 먹고 대사증후군을 대비해 걷기 운동을 시작했습니다.

처음에는 몇 킬로미터 정도를 걸으면서 즐기는 정도였지만, 점차 운동하는 재미에 눈을 떠 결국에는 동료 경영자들 사이에서 유행하던 철인3종경기에 도전하기에 이르렀습니다. 달리는 거리도 5킬로미터에서 10킬로미터, 10킬로미터에서 15킬로미터로 늘어났고 기록을 단축하는 과정에서 기쁨을 느끼게 되었습니다. 그리고 철인3종경기를 시작하고서 1년 반 후에는 큰 대회에 도전하여 결국 여덟 번의 대회에서 완주까지 하게 됩니다.

건강하고 즐거운 매일을 보내는 D 씨에게 동맥경화 증상이 나타난 것은 아홉 번째 경기에 도전하기 직전이었습니다. 팔

다리가 저리고 넓적다리 뒷면과 종아리에 통증을 느끼게 되었던 것입니다.

'그렇게나 건강하던 D 씨가 어째서 병에 걸렸을까?'

'운동을 얼마나 했는데…'

주변 사람들은 의아하게 생각했지만, 그가 놓인 상황에 가장 당황했던 사람은 D 씨 본인이었습니다. '철인3종경기를 완주할 만큼 운동했는데 어째서?' 하고 말이지요.

2

아무리 걸어도 건강해지지 않는다

걸으면 걸을수록 건강해진다는 생각은 큰 착각

일반적으로 '걸으면 걸을수록 건강에 좋다'고 믿는 사람이 많습니다. 그러나 앞서 소개한 A 씨, B 씨, C 씨는 보통 사람들 이상으로 걸었지만 병에 걸렸습니다. 심지어 D 씨는 걷기에 그치지 않고 철인3종경기에서 완주할 만큼 체력이 붙었는데도 병을 앓았습니다. 건강해지기 위해 한 운동이 수명을 단축시키다니, 이런 모순이 또 있을까요?

어째서 이러한 사태가 벌어졌던 것일까요? 그것은 네 사람 모두 '운동의 질'을 무시했기 때문입니다. 누구라고 할 것 없이 '운동의 질'이 나빴기 때문에 걸음 수가 많았음에도 불구하고 병에 걸리는 최악의 결과를 초래했습니다.

여기서 말하는 '운동의 질'이란 활동 강도를 가리킵니다. '활동 강도'란 명칭 그대로 '활동(운동)의 세기'를 뜻합니다. 운동의 세기는 다음 그림과 같이 '저강도', '중강도', '고강도' 이렇게 3가지로 분류됩니다.

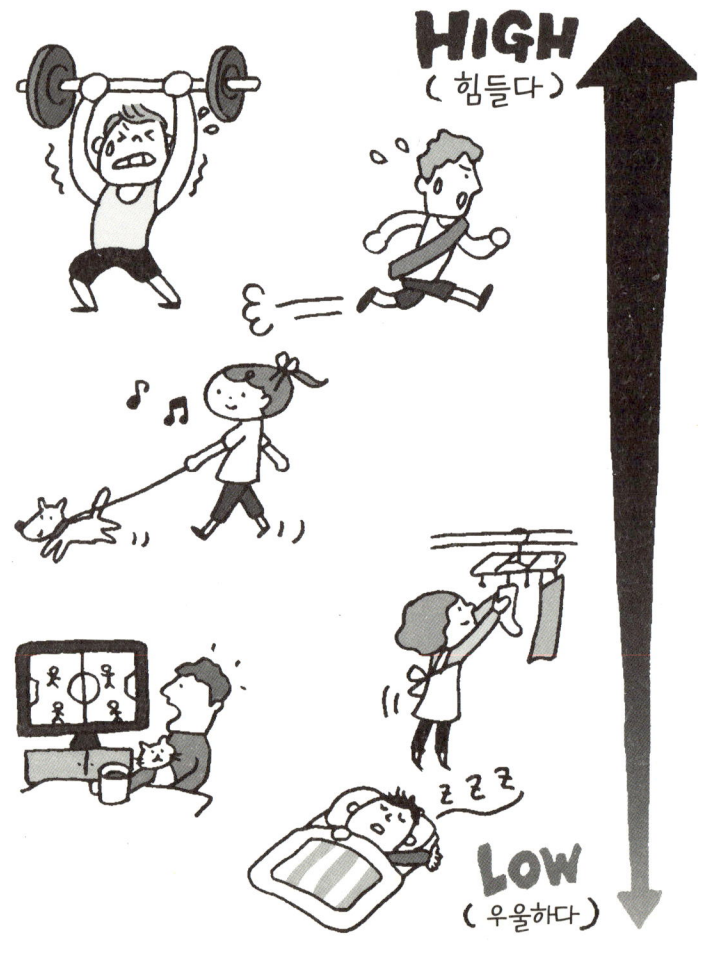

운동이라 한마디로 뭉뚱그려 말해도 '강도'에 따라서 건강해지거나 그와 반대로 병을 부르기도 하므로, 몸에 미치는 영향은 180도 달라집니다. 이러한 용어의 정의는 뒤에서 자세히 설명할 것이므로, 우선 운동의 세기에는 '저', '중', '고' 3가지 단계가 있다는 사실을 이해해주기 바랍니다.

걷기만으로는 건강해질 수 없다

그렇다면 '가장 질이 좋은 운동'은 무엇일까요? 앞에서 말했듯이 바로 '중강도 운동'입니다. 이것이 우리의 몸을 가장 건강하게 만듭니다. 즉, 건강이라는 시점에서 보면 운동의 세기는 약하거나 지나치게 강해서는 안 됩니다.

따라서 중강도 운동이야말로 건강의 유지와 증진, 병을 예방하는 데 가장 효과적이며 건강하게 오래 살기 위해 필요한 것입니다.

이것이 제가 나카노조 연구에서 이끌어낸 결론입니다.

중강도라고 하면 보통은 바로 이해하기 힘들지도 모릅니다. 대표적인 중강도 운동으로는 '빨리 걷기'가 있습니다. 이는 보통 걸음보다도 빠른 것을 뜻합니다. 반려견과의 산책이나 약속 시간에 늦을까 봐 조금 서두를 때의 걸음을 떠올려보세요.

저강도 운동은 청소와 세탁을 비롯한 간단한 집안일이나 여유로운 걸음을 뜻합니다. 걸으면서 노래를 부를 수 있을 정도라면 그 걸음은 굉장히 느리다는 것을 의미합니다. 안타깝게도 이러한 운동은 계속해도 그다지 효과를 보기 힘듭니다.

하루에 약 7000보를 걸으면 저강도와 중강도의 비율은 보통 3 대 1 정도가 됩니다. 즉, 대략 4분의 1(약 1750보)이 중강도 운동이라는 것이지요. 이때 남녀의 차이는 없습니다. 다만, 의식해서 하지 않으면 앞서 소개한 인물들처럼 아무리 걸어도 저강도 운동만 하게 될 수 있으므로 주의가 필요합니다.

고강도 운동은 조깅이나 달리기, 수영 등 힘든 운동이 대표적입니다. 이러한 운동처럼 지나치게 과격한 운동을 하면 건강해지기는커녕 사람에 따라서는 병에 걸릴 수도 있습니다. 운동과 건강의 관계를 설명하는 것에 있어서 운동의 양(걸음 수)과 운동의 질(활동 강도)의 균형은 아주 중요합니다.

걷기는 '건강에 좋다'는 막연한 생각만 가지고 있을 뿐 걸음 수나 걷는 속도는 각자의 기준대로 실행하기 때문에, 걷기로 이상적인 운동을 할 수 없는 사람도 많습니다.

3

운동은
하지 않아도 문제,
열심히 해도 문제

운동량이 많은데도
왜 건강해지지 않을까?

중강도 운동이 건강에 좋다는 사실을 근거로, 앞서 소개한 A, B, C, D 씨의 예를 그래프를 보며 다시 한번 살펴봅시다.

전통 여관의 여주인인 A 씨는 여관 업무로 1일 1만 보 이상 걸었습니다. 걸음 수만 보면 동년배 여성보다도 운동을 더 한다고 생각할 수 있습니다. 그럼에도 불구하고 골다공증을 앓고 골절상을 입은 이유는 중강도 운동이 부족해서입니다.

다음 그림은 A 씨의 1일 생활 패턴을 '고', '중', '저'라는 운동의 세기로 그래프화한 것입니다. 하루 종일 활농을 하지만 중강도 운동은 전혀 보이지 않고 저강도 운동만 했다는 사실을 알 수 있습니다.

여관 업무로 바쁘게 지내기는 하지만, 전통 여관의 여주인이므로 평소에 기모노를 입고 있어서 아무리 서둘러 움직여도 좁은 보폭으로 바닥을 스치듯이 걷게 됩니다. 바닥을 쓸 듯이 걷는 걸음은 상하 운동이 거의 없으므로 운동으로서는 저강도

A 씨의 1일 생활 패턴과 활동 강도

전통 온천 여관을 운영하는 여주인 A 씨

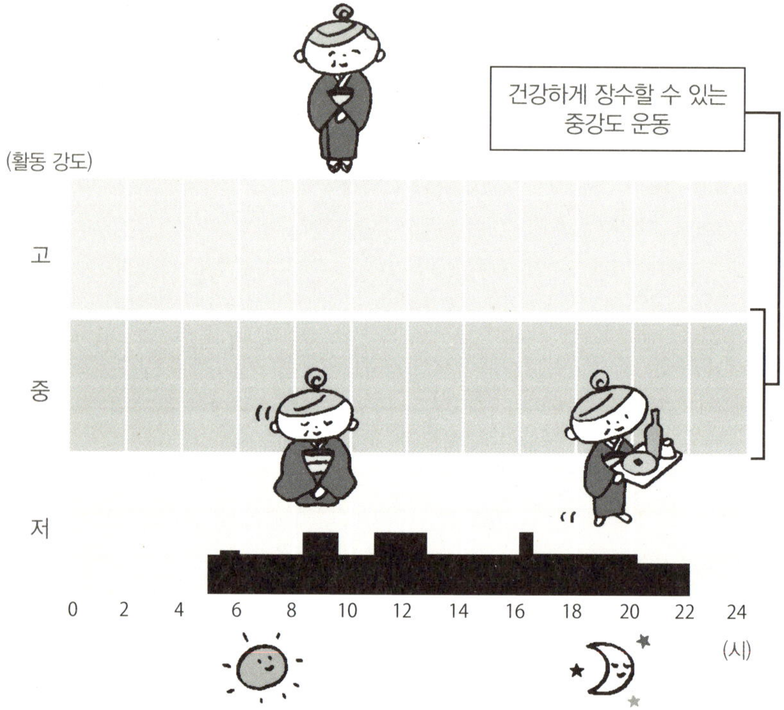

건강하게 장수할 수 있는 중강도 운동

(활동 강도)

고

중

저

0 2 4 6 8 10 12 14 16 18 20 22 24

(시)

하루 종일 활동은 하지만, 중강도 운동이 전혀 없고 저강도 운동만 있다.

골다공증 발병과 골절상

에 해당합니다. 뼈는 적당한 자극을 통해 뼈를 형성하는 데 필요한 미네랄을 받아들입니다. A 씨처럼 종종걸음으로 걸으면 뼈에 자극이 전달되지 않아 미네랄이 부족해져서 뼈가 약해집니다.

또한 A 씨의 경우, 주방 종업원에게 식재료 구입 등을 맡기고 있었기 때문에 여관 안에서 대부분의 시간을 보냈습니다. 주간에 태양광선(자외선)을 거의 쬐지 않았던 것입니다. 뼈가 형성되는 과정에는 칼슘이나 단백질 외에도 비타민 D가 필요합니다. 비타민 D는 자외선을 쬘 때 합성되어 활성화됩니다.

즉, 하루 종일 실내에서 시간을 보내고 활동 강도도 낮은 A 씨에게는 '중강도 운동+햇빛(비타민 D)'이라는 뼈가 형성되기 위한 조건이 갖추어지지 않았던 것이지요.

중강도 운동의 부족으로
우울증 발병

다음 그림은 반려견과의 산책을 일과로 삼았던 B 씨의 생활 패턴 그래프입니다.

B 씨는 강아지와 함께 매일 외출했지만 우울증이 발병했습니다. 뒤에서 자세히 설명하겠지만, 중강도 운동의 부족과 우울증에는 밀접한 관련이 있습니다.

그래프를 보면 강아지와 산책하러 나간 저녁 무렵의 시간대에 중강도 운동을 한다는 사실을 알 수 있습니다. 그러나 그 외의 시간대에는 대부분 저강도 운동뿐이며, 운동을 전혀 하지 않는 시간도 눈에 띕니다.

보통 집에서 집안일을 하며 움직이면 활동 강도 그래프가 위아래로 조금 더 이동할 것이므로, B 씨의 경우에는 거의 움직이지 않고 계획성 없이 시간을 보내고 있다는 것을 알 수 있습니다.

실제로 B 씨와 이야기를 나누어보니, 거실에 이불을 깔아

B 씨의 1일 생활 패턴과 활동 강도

반려견과의 산책을 일과로 삼고 있는 B 씨

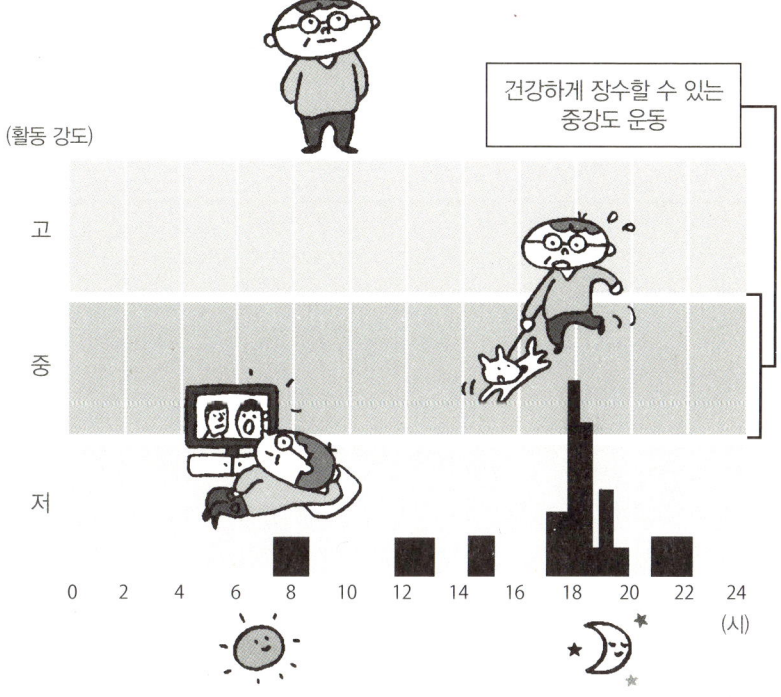

건강하게 장수할 수 있는
중강도 운동

(활동 강도)

고

중

저

0 2 4 6 8 10 12 14 16 18 20 22 24
(시)

반려견과 산책하는 시간에는 중강도 운동을 하지만,
그 외의 시간에는 거의 움직이지 않는다.

우울증 발병

놓은 채 하루 종일 누워 텔레비전을 보면서 시간을 보내고 저녁 즈음에는 어쩔 수 없이 반려견과 산책을 하러 나가지만 돌아오면 피곤해서 무언가를 할 기분이 들지 않는다고 말했습니다. 1일 걸음 수는 약 4000보. 일반인의 평균 걸음 수는 1일 7000보 정도이므로, 전체 걸음 수도 상당히 적다고 할 수 있습니다.

즉, B 씨는 운동의 양(걸음 수)과 질(활동 강도) 2가지 모두 부족했고, 그것이 우울증의 원인이 되었다고 생각할 수 있습니다.

평범한 산책은 의미가 없다

C 씨의 생활 패턴 그래프를 살펴봅시다. 다음의 그림을 보면 아침과 저녁에 활동 강도가 올라가 있다는 사실을 알 수 있습니다.

C 씨의 1일 생활 패턴과 활동 강도

아침저녁의 산책을 일과로 삼고 있는 C 씨

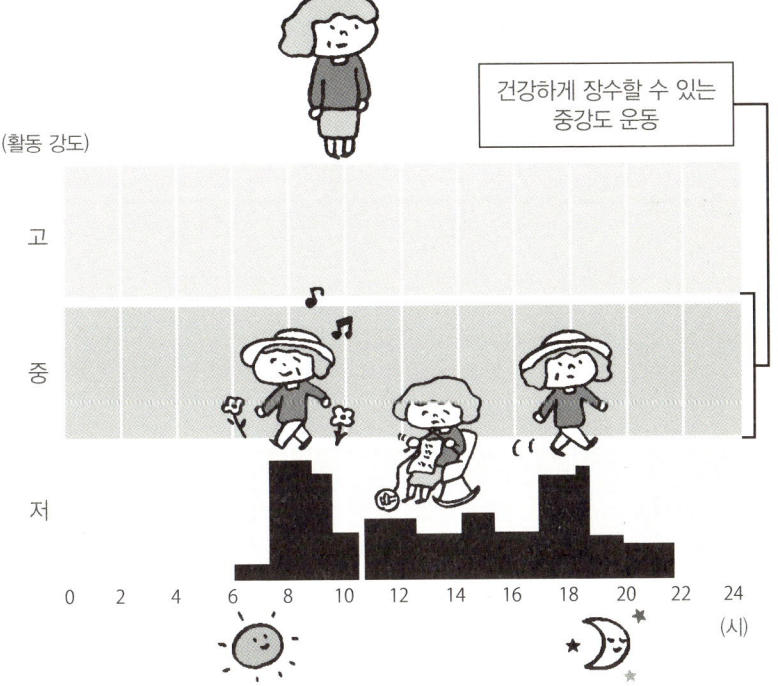

건강하게 장수할 수 있는
중강도 운동

(활동 강도)

고

중

저

0 2 4 6 8 10 12 14 16 18 20 22 24
(시)

건강을 위해 매일 아침저녁에 산책하고 있지만, 지나치게 천천히 걸어서 중강도 운동이 되지 않았다.

당뇨병 발병

C 씨는 매일 습관처럼 아침저녁에 산책을 하고 있습니다. 하지만 산책을 나가는 시간에도 활동 강도는 저강도뿐이며 중강도까지는 올라가지 않습니다. 이것은 천천히 걸었다는 사실을 의미합니다.

평균보다 많은 8000보를 일부러 매일 걷고 산책을 습관처럼 하고 있지만, 안타깝게도 건강 유지나 질병 예방에 효과가 있는 중강도 운동이 거의 없는 상태였습니다. 이것이 언뜻 보기에는 건강한 생활을 하고 있는 C 씨가 당뇨병에 걸린 원인 가운데 하나로 생각됩니다.

지금까지 살펴본 세 사람은 몸을 움직이기는 했지만 그 운동 대부분이 저강도로, 중강도 운동량이 적었기 때문에 안타깝게도 건강해지지는 못했습니다. 저강도 운동에는 신진대사가 활발해지는 효과가 없을뿐더러, 뼈나 근육 그리고 심폐 기능을 강화시키는 작용도 없습니다. 또한 빨리 걷기 등의 운동을 하면 혈압이나 혈당치를 떨어뜨리는 효과가 있다고 알려져 있지만, 천천히 걷기는 그런 효과를 기대하기 힘듭니다.

즉, 중강도 운동이 부족하거나 걸음 수와 활동 강도의 균형이 나쁘면 일부러 시간을 내어 한 운동도 건강의 유지와 증진에는 어떤 도움이 되지 못합니다.

몸은 탄탄해져도
체내는 점점 노화한다

그렇다면 취미가 철인3종경기였음에도 동맥경화가 발병한 D씨의 경우를 살펴봅시다. 일반적으로 조깅이 건강에 좋다고 믿으며 매일 조깅을 하는 사람이 많습니다. 그러나 고강도의 거친 운동은 다양한 질병을 일으키는 원인이 됩니다. 그 이유는 고강도 운동을 하면 세포를 공격하는 '활성산소'가 체내에 과도하게 발생하기 때문입니다.

활성산소란 격렬한 운동 외에 흡연이나 자외선, 식품첨가물이나 유해한 화학물질에 의해 체내에 발생하는 화합물로, 인간의 세포나 유전자를 산화시켜 상처를 입힙니다. 가벼운 손

D 씨의 1일 생활 패턴과 활동 강도

철인3종경기가 취미인 경영자 D 씨

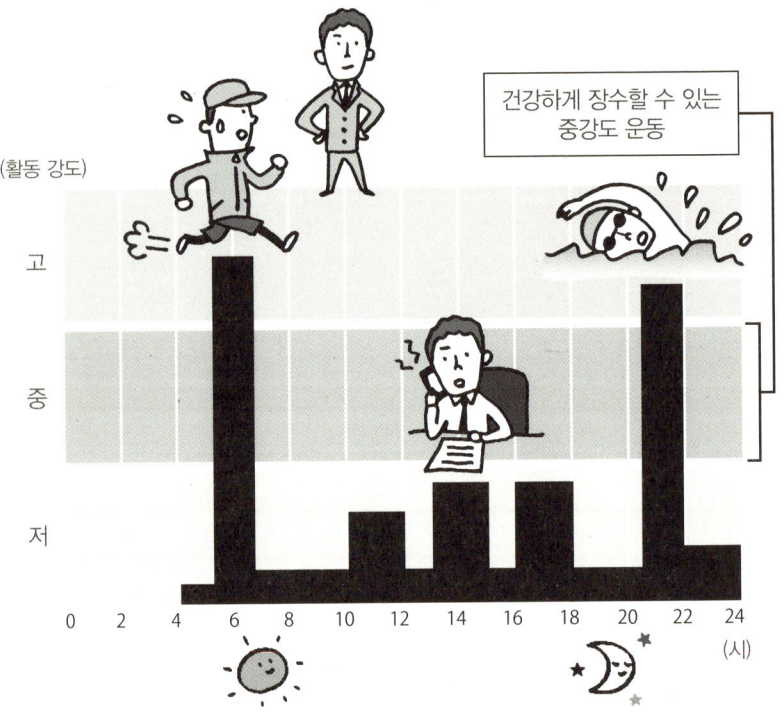

이른 아침과 업무 후에 격렬한(고강도) 조깅을 하고 스포츠 센터에 다닌다.

동맥경화 발병

상이라면 체내(효소)의 활동으로 복구할 수 있지만, 활성산소가 과도하게 발생하여 복구하는 속도가 느려지면 세포가 자살하는 경우도 있습니다. 녹이 슬은 세포는 끔찍하게도 주변 세포에도 녹을 옮깁니다. 그리고 정상적인 움직임을 잃은 세포는 노화해가는 것이지요.

노화한 세포는 당뇨병, 고혈압증, 동맥경화, 심근경색, 뇌졸중 등의 생활 습관병을 일으킵니다. 또한 죽음에 이르지 않고 불완전하게 회복한 유전자는 암이나 당뇨병, 치매의 원인이 되기도 합니다.

'운동선수는 감기에 잘 걸린다'는 말을 들은 적은 없나요? 이 말은 사실입니다. 평소 격렬한 트레이닝으로 체내에 상처를 입어 저항력이 떨어진 것을 의미합니다. 따라서 현역 생활이 긴 운동선수일수록 일찍 세상을 떠나는 경우가 많습니다. 근육으로 다져진 체형이라도 체내에서는 노화가 점점 진행되고 있는 것이지요.

체력을 되돌릴 수 있다는 오해가
수명을 단축시킨다

D 씨의 경우도 고강도 운동을 지나치게 하여 활성산소를 과도하게 발생시켰다고 생각할 수 있습니다. 활성산소는 세포막이나 혈중 콜레스테롤 등의 지질(脂質, 생물체 안에 존재하는 유기화합물)을 산화시키기 때문에 동맥경화를 일으킵니다.

D 씨는 동료 경영자의 몸이 탄탄해지는 것을 보고 자신도 열심히 하기로 결심했다고 합니다. 마흔에 들어서면서 체력이 완전히 떨어졌기에 더욱 격렬하게 운동을 하여 자신의 몸을 괴롭히면 젊은 시절의 체력으로 되돌아갈 수 있다고 착각했다고도 말했습니다.

안타깝지만 몸을 고생시켜도 몸이 다시 깨어나는 일은 없습니다. 오히려 죽음을 앞당길 우려마저 있습니다. D 씨는 40대 중반이라는 연령과 체력을 고려했을 때 고강도 운동을 지나치게 실행했습니다.

젊을 때는 몸의 저항력이 높기 때문에 고강도 운동을 해도

지나치게 격렬한 운동은 체내에 활성산소를 과도하게 발생시킨다

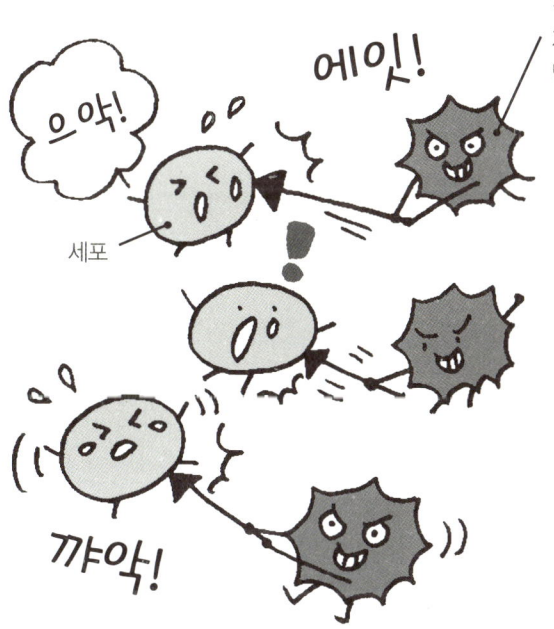

격렬한 운동, 흡연, 자외선 등으로 인해 발생하는 활성산소

세포

활성산소의 공격으로 상처를 입은
세포의 복구가 늦어지면…

노화

회복이 빠르지만, 나이가 들수록 저항력은 떨어집니다. 또한 장거리를 달리면 연골이 닳게 되므로 하반신을 쉽게 다칠 수도 있습니다. 특히 고령의 여성은 무릎 관절증이나 고관절 탈구에 걸리기 쉬우므로 달리기 등의 격렬한 운동은 피하는 편이 좋습니다.

세포나 유전자의 손상과 복구 속도가 균형을 이루는 동안에는 문제가 없지만, 균형이 깨지면 예기치 못한 질병이 발생할 수도 있습니다. 운동에 사용하는 체력과 질병에 걸리지 않기 위한 체력(=면역력)은 전혀 다른 것입니다. 건강해지려고 시작한 운동 때문에 병에 걸린다면 아무 의미가 없겠지요. 아무쪼록 지나치지 않도록 주의합시다.

단, '고강도 운동은 나쁘다'고 단정 짓지는 않기를 바랍니다. 고강도 운동이 반드시 나쁜 것은 아닙니다. 일상에서 서두르느라 뛰어가거나 스포츠를 하는 날이 있어서 고강도 운동을 하는 경우도 있습니다. 이때는 너무 과도하게 하지 않고 균형을 잘 지키는 것이 중요합니다.

4

건강해지고 싶다면
근육 트레이닝을
그만두자

유산소운동을 맹신하는 것은 위험하다

그렇다면 건강해지기 위해서는 어떤 운동을 해야 할까요? 그 답은 '중강도 운동'입니다.

중강도의 신체 활동(몸의 움직임)을 균형 있게 할수록 삶은 건강해지고 질병에 잘 걸리지 않는다는 사실이 나카노조 연구로 인해 명확해졌습니다. 중강도 운동은 몸에 적당한 부하를 걸어 세포를 활성화시키지만 회복하지 못할 정도의 속도가 아닌, 가장 건강하게 오래 살 수 있는 몸을 만들어내는 궁극의 운동이라고 할 수 있습니다.

다음 그림은 병다운 병에 거의 걸린 적이 없는 E 씨의 생활 패턴 그래프입니다. E 씨처럼 중강도 신체 활동을 적당히 하면 질병에 걸릴 확률이 낮아집니다. 여기서 중요한 것은 특별한 운동 습관이 없더라도 일정 시간 동안 중강도로 몸을 움직이는 사람은 건강을 유지하고 질병에 잘 걸리지 않는다는 사실입니다.

중강도로 몸을 움직이는 일이 많은 E 씨

하루에 중강도 운동을 20분 이상 도입했다는 점이 이상적

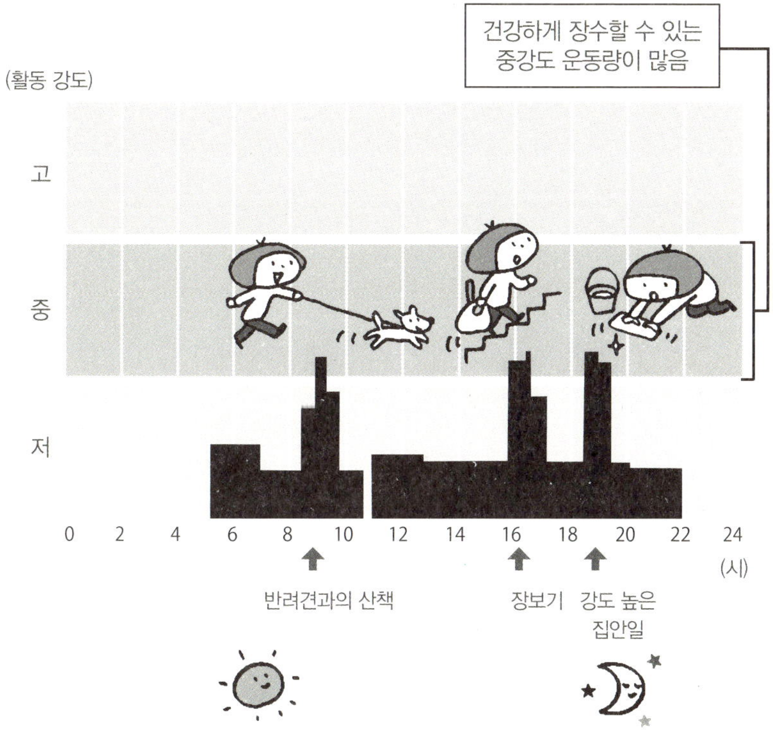

건강하게 장수할 수 있는
중강도 운동량이 많음

(활동 강도)

고

중

저

0 2 4 6 8 10 12 14 16 18 20 22 24 (시)

↑ 반려견과의 산책   ↑ 장보기 ↑ 강도 높은 집안일

특별한 운동을 하지 않아도 일상생활에 중강도 운동을 도입하고 있다.

⬇

가장 건강하게 장수할 수 있다.

나카노조 연구의 대상자는 65세 이상의 고령자이므로 적극적으로 운동할 수 있는 사람이 적었으며 매일 하는 집안일이나 장보기, 업무, 산책 등에 중강도 움직임을 도입하여 건강한 생활을 보내는 사람이 많았습니다. 즉, 매일의 생활 속에서 일정 시간 동안 중강도로 몸을 움직인다면 운동을 일부러 하지 않아도 괜찮다는 것입니다.

건강한 몸을 만들려면 조깅이나 근육 트레이닝 등의 운동을 해야 한다고 맹신하는 사람이 여전히 많으리라고 생각합니다. 실제로 그러한 운동을 권하는 책도 종종 찾아볼 수 있습니다. 그러나 중강도 운동을 하면 조깅이나 근육 트레이닝을 할 필요가 없습니다.

건강 잡지 등에서는 유산소운동으로 건강하게 체중을 감량하자고 권합니다. 조깅을 비롯한 유산소운동은 심폐 기능의 개선이나 지방 연소 촉진 등의 효과가 분명히 있습니다. 하지만 심장이나 혈관 그리고 하반신에 걸리는 부담이 결코 적지 않습니다.

고령자는 물론, 30~50대도 급성심부전이나 뇌경색과 같은 심혈관계 질환으로 쓰러지는 경우가 많습니다. 근육 트레이닝은 다리 근력이 극단적으로 저하되어 일상생활에 지장이 있을 때는 필요하지만, 예방의학의 관점에서 보면 그다지 권하고 싶지 않습니다.

　　근육 트레이닝을 하는 중에 힘을 실을 때는 한순간 호흡을 멈춰야 하므로 혈압이 일시적으로 상승하여 혈관에 과도한 부담이 걸립니다. 또한 근육을 구성하는 근섬유는 상처를 입어도 복구가 되지만, 고강도 부담을 지속적으로 가하면 복구가 늦어질지도 모릅니다. 경기를 위한 운동이라면 근육 트레이닝은 빼놓을 수 없지만, 건강이라는 목적만을 가지고 있다면 일부러 할 필요가 없습니다.

장수 유전자의
스위치를 켜자

그렇기에 중강도 신체 활동의 장점은 다음과 같이 이렇게나
많습니다.

- 신진대사를 활발하게 한다.
- 심폐 기능을 강화한다.
- 체온을 높인다.
- 면역력을 높인다.
- 자율신경의 작용을 활발하게 한다.
- 혈액순환을 촉진하고 혈압을 낮춘다.
- 지방연소율을 높이고 혈당치를 낮춘다.

일상생활에서 실행하는 중강도 신체 활동으로 이렇게 다양
한 건강 효과를 얻을 수 있습니다. 나카노조 마을에서도 중강
도 운동과 중강도 신체 활동을 지속한 사람들은 건강 상태가
확실히 개선되었습니다.

게다가 중강도 신체 활동은 활성산소를 과도하게 발생시키지 않을 뿐 아니라, 암세포를 억제하는 NK세포(내추럴킬러세포, Natural Killer Cell)를 활성화하는 효과도 있습니다. 이는 중강도 운동이 '건강 장수 유전자'의 스위치를 켜는 것을 의미합니다.

누구나 가볍게 할 수 있고 가장 부담이 들지 않는 중강도 운동으로는 빨리 걷기가 있습니다. 앞에서 든 예처럼 실제로는 중강도에 도달하지 않는 걷기도 있으므로, 필자가 추천하는 중강도 걷기(빨리 걷기)를 '메츠 워킹'이라고 이름 붙였습니다.

일상생활에 빨리 걷기를 도입해도 좋고, 빨리 걷기를 할 수 있는 상황이 적다면 그 부족한 분량을 채우기 위해서 빨리 걷기 산책을 습관으로 삼아도 좋습니다. 고강도 운동을 완전히 나쁜 것으로 이야기했지만, 테니스가 취미인 사람도 낙담할 필요는 없습니다. 과도하지 않을 정도로 조절할 수 있다면 고강도 신체 활동도 문제가 없습니다.

특히 고령이 될수록 숨이 찰 만큼의 고강도 운동은 자발적

장점이 많은 중강도 운동

중강도 신체 활동의 장점

① 신진대사를 활발하게 한다.

② 심폐 기능을 강화한다.

③ 체온을 높인다.

④ 면역력을 높인다.

⑤ 자율신경의 작용을 원활히 한다.

⑥ 혈액순환을 촉진한다.

⑦ 혈압을 낮춘다.

⑧ 지방연소율을 높인다.

⑨ 혈당치를 낮춘다.

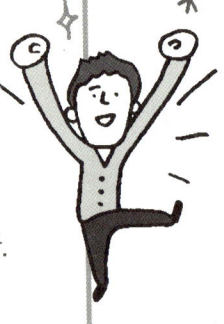

건강하고 질병에 걸리지 않는 몸으로 만든다!

으로 하려고 생각하지 않습니다. 그 괴로움을 잘 알고 있기 때문이지요. 예를 들어 테니스를 한다고 해도 헉헉대며 숨이 찰 만큼 공을 쫓아갈 일은 없으니까요. 다만 무리해서 지속한다고 해도 몸이 다시 태어나는 일은 없으니 이 점은 잘 기억해두길 바랍니다.

운동의 질을 개선했더니
뼈가 튼튼해졌다!

본문에서 소개했던 전통 여관 여주인 A 씨는 여관 업무로 바쁘게 움직였지만 중강도 신체 활동이 극단적으로 적었고, 햇볕의 자외선을 쬐지 않았던 것이 원인이 되어 골다공증을 앓고 골절상을 입었습니다. 골절상이 나았을 무렵, 필자는 A 씨에게 '중강도 운동을 의식적으로 도입할 것'과 '외출'을 제안했습니다.

A 씨는 적극적으로 밖으로 나갈 기회를 만들어 메츠 워킹(빨리 걷기)을 시작했습니다. 또한 지금까지는 식재료 구입을 종업원에게 모두 맡겼지만, 이제는 자신이 직접

마트까지 가게 되었습니다. 가까운 거리에 마트가 없어서 차로 가야 했지만, 그곳에서도 A 씨 나름대로 걸을 수 있는 아이디어를 냈습니다. 내장 출입구에서 가상 먼 곳에 주차를 하고 그 거리를 빨리 걷거나 마트 내에서 이동할 때는 계단을 이용한 것이지요.

이렇게 노력한 보람이 있어서 골다공증 증상은 완전히 좋아졌고, A 씨는 혈기왕성하게 여관 업무로 분주히 지내고 있습니다.

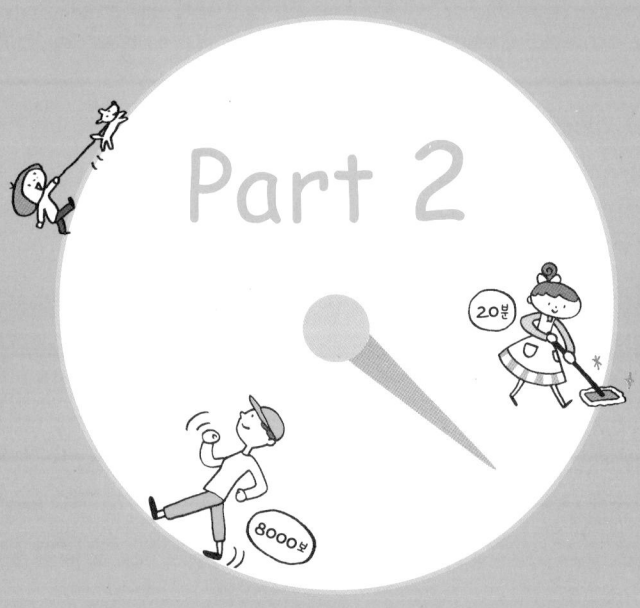

Part 2

건강 장수 유전자의 스위치를 켜는 메츠 건강법

신체 활동과 운동 강도는 '메츠(METs)'라는 말로 표현할 수 있습니다.
메츠는 몸이 안정된 상태를 기준으로, 몸을 움직일 때
어느 정도의 에너지가 소비되는지를 보는 단위입니다.
이것이 운동의 세기가 되는 것이지요.

1
건강해지는
운동도
질병의 근원이 된다

운동의
강도를 나타내는 메츠

앞에서 빨리 걷기를 비롯한 중강도 운동이 건강을 유지하고 증진시키며 질병 예방에 효과적이라는 사실을 설명했습니다. 그렇다면 중강도란 어느 정도의 운동을 뜻하는 것일까요? 더욱 높은 운동 효과를 얻기 위해서는 활동 강도의 정의에 대해 아는 것이 중요합니다.

신체 활동과 운동 강도는 '메츠(METs)'라는 말로 표현할 수 있습니다. 메츠는 몸이 안정된 상태를 기준으로, 몸을 움직일 때 어느 정도의 에너지가 소비되는지를 보는 단위입니다. 이것이 운동의 세기가 되는 것이지요.

사람은 안정된 상태에서도 에너지를 소비하며, 이것을 1메츠라고 정의합니다. 따라서 안정된 상태의 2배의 에너지를 소비하는 신체 활동은 2메츠, 3배일 때는 3메츠, 4배일 때는 4메츠가 됩니다.

메츠는 1메츠에서 활동량이 가장 많은 20메츠 이상까지 있

지만, 소비 칼로리가 적은 순서부터 저강도, 중강도, 고강도
로 분류할 수 있습니다. 활동 강도가 높으면 높을수록 신체에
오는 부담이 커지는 것이지요.

각 활동 강도의 기준은 다음과 같습니다.

• 저강도 : 간단한 집안일, 여유로운 산책, 게이트볼 등
• 중강도 : 빨리 걷기, 반려견과의 산책, 등산 등
• 고강도 : 조깅, 달리기, 점프 등

그렇다면 각 활동 강도는 몇 메츠에 해당할까요?
일반적으로는 다음과 같이 정의하고 있습니다.

• 저강도 : 1~3메츠 미만
• 중강도 : 3~6메츠 미만
• 고강도 : 6메츠 이상

이는 즉, 중강도인 3~6메츠 신체 활동을 생활에 도입하면
건강에 좋다는 것을 의미합니다.

몸에 좋은 운동은
나이에 따라 전혀 다르다!

그런데 3~6메츠 미만이라는 중강도 수치에는 상당한 폭이 있습니다. 그 이유는 사람에 따라서 중강도의 값이 달라지기 때문입니다.

건강서를 읽다 보면 하루에 몇 킬로칼로리를 줄이면 살이 빠지고 하루에 몇 킬로미터를 달리면 건강해진다는 표현을 자주 봅니다. 물론 이러한 이론의 대부분에는 '체중 몇 킬로그램의 경우는…' 혹은 '연령 몇 세 이상의 사람은…'이라는 전제 조건이 붙어 있을 테지만, 그 절대치만 부각되는 경향이 있습니다. 하지만 본래 성별·연령·체격·체력·환경 등에 따라서 그 수치는 달라져야 합니다.

메츠도 개인에 따라서 중강도 수치가 달라집니다. 이는 주로 연령을 기준으로 나누고 있습니다. 예를 들어, 20대와 60대가 5메츠 활동 강도로 동시에 걸었다고 합시다. 20대는 거뜬히 해낼 수 있지만, 60대에게는 상당히 버겁게 느껴질 것입

연령에 따라서 중강도는 다르다

세세하게 나누면 연령·성별·체격에 따라서 중강도의 값이
달라지지만, 크게는 연령에 따라 결정됩니다.

(예) 5메츠 운동은…

20대라면
'중강도'

60대라면
'고강도'

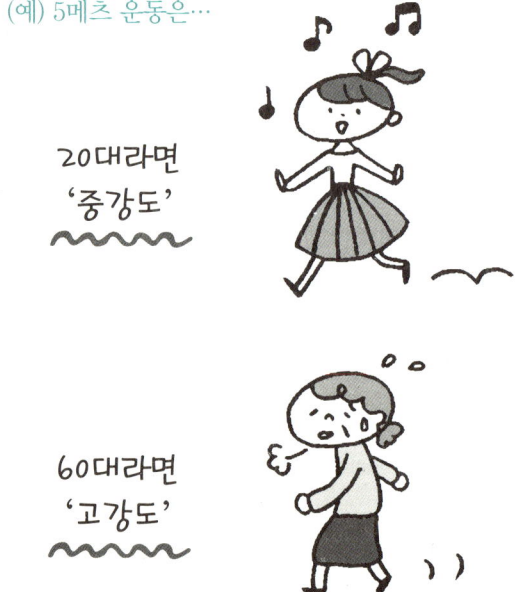

니다.

연령에 따라 체력이 다르므로, 차이가 나타나는 것은 당연합니다. 이때, 중강도 신체 활동은 연령별로 다음과 같이 정의됩니다.

- 60대 이상 : 3.0~4.9메츠
- 40~50대 : 4.0~5.9메츠
- 20~30대 : 5.0~6.9메츠

실제로는 동일한 연령대에서도 체력이 다르거나 체격과 성별에 따라 개인차가 나타나기도 하지만, 여기서는 연령별로 설명하겠습니다. 근본적으로 연령별 수치를 기준으로 삼으면 문제는 없습니다.

중강도는
한계의 절반?

그렇다면 중강도 신체 활동은 어떻게 결정될까요? 중강도는 각 개인의 최대 메츠의 절반인 50퍼센트 전후로 정의됩니다. 즉, 어떤 사람에게 있어서 최대치가 12메츠라면 그 사람의 중강도는 절반인 6메츠인 것이지요.

그러나 '최대 메츠의 50퍼센트 전후'라고 해도 확실히 이해하기 힘들지도 모릅니다. 애초에 자신의 최대 메츠가 어느 정도인지를 아는 사람도 적을 테니 말이지요.

예를 들어 서서히 속도를 올려서 달린다면, 갈수록 숨이 가빠지다가 이제 더 이상 달릴 수 없다는 생각이 드는 한계에 도달할 것입니다. 이때 1분간 체중 1킬로그램당 받아들이는 산소량을 '최대산소섭취량'이라고 합니다. 그리고 이것이 체력의 지표이며, 그 사람에게 있어서 최대 메츠입니다. 간단히 말하자면 운동을 하다가 한계라는 생각이 들 때의 절반 정도의 산소를 소비하는 것이 중강도 운동입니다.

효과적인 걷기의
노하우

필자가 가장 추천하고 싶은 중강도 운동으로 빨리 걷기(=메츠 워킹)를 소개했습니다. 빨리 걷기의 정의가 난해한 탓에 걷기 운동을 했는데도 질병에 걸리는 비극이 발생하고는 합니다. 왜냐하면 '빠르기'의 감각은 사람에 따라 다르기 때문입니다.

전문가에 따라서는 중강도를 가리켜 '땀이 나는 정도'나 '조금 버거운 정도'라는 표현도 사용하지만, 이는 그다지 정확하다고는 할 수 없습니다. 땀이 나는 정도는 기후에 따라 달라집니다. 무더운 여름에는 서 있는 것만으로도 땀이 나기도 하고 땀을 흘리는 정도에 개인차도 있기 때문입니다. 조금 버거운 정도 또한 주관에 따라 오차가 발생합니다. 일반적으로 여성이 남성보다 버거움을 덜 느끼는 경향이 있습니다. 생리적으로는 힘들어도 주관적으로 이 정도는 괜찮다고 생각하는 것입니다.

오차가 나오지 않도록 하기 위해서 필자가 고안한 '메츠 워킹'의 정의는 '노래를 부를 수는 없지만, 다른 사람과 대화가 가능한 정도의 걷기'입니다. '개인의 최대 보행 속도의 60퍼센트 전후' 또는 '개인의 통상 보행 속도의 110~115퍼센트'라고도 할 수 있지만, 저마다의 보행 속도도 계산하지 않고 그 모습을 떠올리라는 것은 터무니없을지도 모릅니다.

메츠는 산소섭취량(폐환기량)으로 결정되므로 '노래는 부를 수 없지만, 다른 사람과 대화가 가능한 정도'를 빨리 걷기의 기준으로 생각하는 것이 좋으리라고 봅니다.

건강에
가장 효과적인 운동은?

물론, 빨리 걷기만이 중강도 신체 활동은 아닙니다. 평상시에 하는 운동이나 생활 속에도 다양한 것이 있습니다. 이미 언급했지만, 중강도 신체 활동은 주로 연령에 따라 달라집니다. 따라서 무엇이 자신의 중강도 활동과 운동에 해당하는지를 알아

두는 것이 중요합니다.

예를 들어, 60대 이상에게는 3.0~4.9메츠가 중강도에 해당합니다. 가벼운 웨이트 트레이닝이나 체조, 볼링, 수중 운동, 탁구 등이 60대 이상에게 있어서 중강도 운동입니다. 생활 활동으로 말하면 반려견과의 산책, 가재도구 정리, 짐 싸기, 계단 오르내리기, 청소기 돌리기, 대걸레질, 풀 뽑기 등이 있습니다.

40~50대는 4.0~5.9메츠, 20~30대는 5.0~6.9메츠가 중강도이므로, 만약 30대가 가벼운 체조나 수중 운동을 한다면 긴깅 증진이나 질병 예빙에는 지나치게 약하다고 할 수 있습니다. 다음의 그림은 3메츠 이상의, 즉 중강도 운동이나 생활 활동을 한눈에 알아볼 수 있도록 정리해놓은 표입니다. 자신의 연령을 비추어보았을 때, 어떤 운동과 생활 활동이 '중강도'에 해당하는지 확인해보기를 바랍니다. 그리고 근육 트레이닝과 같이 신체의 일부에 부담을 주는 것이 아니라 '온몸을 움직이는 운동'을 선택하여 실행하도록 유념합시다.

3메츠 이상의 운동과 생활 활동의 종류
3메츠 이상의 운동

60대 이상은 3.0~4.9메츠, 40~50대는 4.0~5.9메츠, 20~30대는 5.0~6.9 메츠가 중강도 운동이므로 연령에 맞춰 해당되는 중강도 운동을 실시하도록 합니다.

메츠	운동의 종류
3.0	웨이트 트레이닝(경등도, 중등도), 볼링, 프리스비
3.5	체조(집에서 하는 경등도, 중등도), 골프(카트를 사용하는 경우)
3.8	조금 빨리 걷기(94m/분)
4.0	빨리 걷기(95~100m/분), 수중 운동, 수중 유연체조, 탁구, 태극권, 아쿠아로빅
4.5	골프(클럽을 직접 옮기는 경우), 배드민턴
5.0	소프트볼, 야구, 아이와 놀아주기(사방치기, 피구 등), 매우 빨리 걷기(107m/분)
6.0	웨이트 트레이닝(파워 리프팅, 보디빌딩), 조깅과 걷기의 조합(조깅은 10분 이내로), 미용 체조
6.5	에어로빅
7.0	조깅, 테니스, 축구, 스키, 수영

3메츠 이상의 운동과 생활 활동의 종류
3메츠 이상의 생활 활동

일상생활에서 중강도 활동을 적절히 실행하면 운동할 시간이 따로 내지 않아도 얼마든지 중강도 신체 활동을 할 수 있습니다.

메츠	활동의 종류
3.0	평범한 걷기(67m/분, 아이나 반려동물과 동행, 장보기 등), 낚시, 실내 청소, 가재도구 정리, 목공, 짐 꾸리기, 차에 짐을 싣고 내리기, 계단 오르내리기, 아이 돌보기(선 자세)
3.3	걷기(81m/분, 출퇴근 시 등), 카펫 털기, 바닥 쓸기
3.5	대걸레질, 청소기 돌리기, 박스 싸기, 가벼운 짐 옮기기
3.8	조금 빨리 걷기(94m/분), 바닥에 광내기, 욕실 청소
4.0	자전거 타기, 출퇴근 걷기, 아이와 놀아주기, 반려동물과의 산책, 간병, 지붕의 눈 털기
4.5	묘목 심기, 풀 뽑기, 농작업(가축에게 먹이 주기)
5.0	아이나 반려동물과 활발히 놀아주기, 매우 빨리 걷기(107m/분)
5.5	잔디 깎기
6.0	가구나 가재도구의 이동과 운반, 삽으로 눈 치우기

이제 자신에게 적합한 중강도 신체 활동을 어느 정도 떠올릴 수 있게 되었나요?

떠올릴 수 있게 되었다면 그에 따라서 우선은 중강도 운동을 시작하기를 추천하지만, 더욱 정확하고 간단하게 여러분이 어떤 신체 활동을 하고 있는지 알 수 있는 방법이 있습니다. 바로 '신체활동계'라는 도구를 사용하여 걸음 수나 중강도 활동 시간을 측정하는 것입니다.

2

신체활동계를 활용하자

양질의 운동을
얼마나 하고 있을까?

신체활동계란 휴대하는 것만으로도 1일 '걸음 수'나 그 안에서 차지하는 '중강도 걷기 시간(빨리 걷기 시간)' 등이 액정 화면에 표시되는 소형 건강 기구입니다. 단순히 걸음 수를 측정하는 만보계와 달리 걸음의 강도(신체에 부담이 얼마나 드는지)까지 측정할 수 있는 것이 특징입니다.

일반적으로 '활동량계'라고도 불리고 있으며, 다양한 의료 · 건강 기구 제조사에서 일반인을 대상으로 출시한 저렴한 가격의 제품도 판매되고 있습니다. 주로 가전제품점이나 인터넷 쇼핑몰 등에서 구입할 수 있고, 기능은 제각각 다르지만 휴대하는 것만으로 한 달 이상의 데이터를 자동으로 기록할 수 있는 제품도 있습니다.

신체활동계(활동량계)를 선택할 때 반드시 체크해야 하는 기능이 두 가지 있습니다. 바로 '걸음 수'와 '중강도 걷기 시간', 이 두 가지를 측정할 수 있냐는 것입니다. 건강을 유지하고 증진시키기 위해서는 운동량(걸음 수)과 질(중강도 활동 시간)의 균형이 중요하기 때문입니다. 따라서 '걸음 수'와 '중강도 활동(걷기) 시간'을 측정할 수 있는 신체활동계를 선택하는 것이 가장 좋습니다.

'걸음 수'는 어떤 신체활동계로도 측정이 가능하지만, 현재 '중강도 걷기 시간'을 측정할 수 있는 기종은 상당히 적으며 일부 상품에 한정되어 있습니다. 하지만 '중강도 걷기 시간'은 '중강도의 걸음 수'로 계산할 수 있습니다. 걸음 수를 시간으로 환산하면 되는 것이지요. 1분간 120보가 빨리 걷기의 기준입니다. 이때 신체활동계에 표시된 '중강도 걸음 수'를 120보/분으로 나누면 중강도 활동 시간을 산출해낼 수 있습니다. 예를 들어 1일 중강도 걸음 수가 2400보였을 때, 다음과 같이 계산할 수 있습니다.

2400보(중강도 걸음 수)÷120보/분=20분(중강도 활동 시간)

중강도 시간 계산법

중강도 활동은 '노래는 부를 수 없지만, 다른 사람과 대화가 가능한 정도'를 기준으로 합니다. 중강도 활동을 측정할 수 있는 신체활동계가 없다면, 중강도 걸음 수를 120보/분으로 나누면 중강도 활동 시간을 알 수 있습니다.

| 중강도의 걸음 수(보) | ÷ | 120보/분 | = | 중강도 시간(분) |

(예)1일 중강도 걸음 수가 2400보일 경우

$$2400보 ÷ 120보/분 = 20분$$

즉, 중강도 걷기 시간은 20분이 됩니다.

즉, 1일 중강도 걸음 수가 2400보일 때 1일 중강도 활동 시간은 20분인 것입니다.

우선
중강도를 체감하자

중강도 신체 활동을 반드시 몸소 체험해보기를 바랍니다. 우선, 신체활동계를 휴대하고 외출하여 평소와 같이 보통 페이스로 10분 징도 걸어봅시다. 이때 신체활동계는 '저강도'를 나타내고 있을 것입니다.

다음은 평소보다 조금 빠른 속도로 10분 정도 걷습니다. 신체활동계가 '중강도'를 나타낸다면 그 속도감의 차이를 기억해두세요. 물론 사람에 따라 체력이 다르므로 본인은 빨리 걷고 있지만 '저강도'로 표시되는 경우도 있습니다. 그때는 무리하지 않는 범위에서 속도를 높여 '중강도'가 표시될 때까지 조절해보세요.

신체활동계를 사용하자!

자신이 하루에 중강도 운동을
얼마나 하는지를 파악할 수 있습니다.

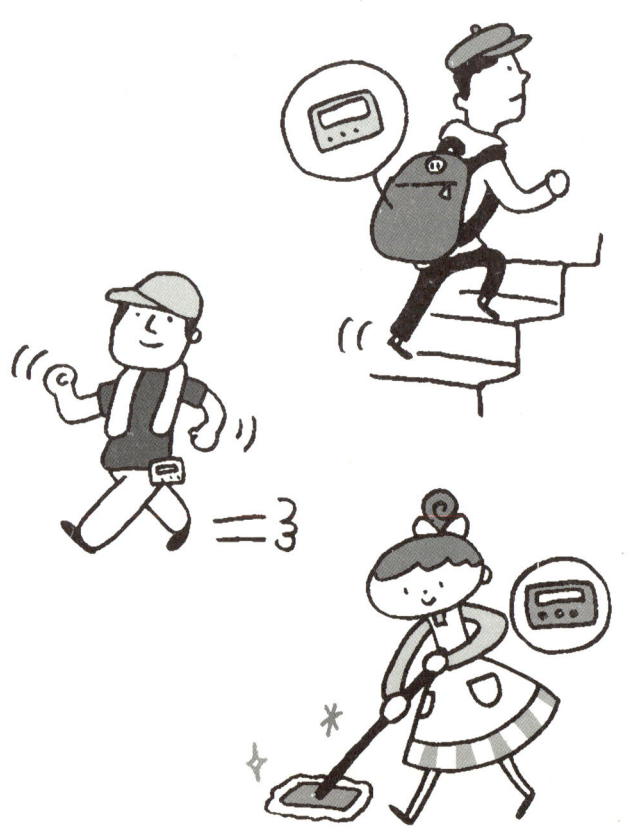

이렇게 신체활동계를 사용하여 실제로 체감해보면 자신의 중강도를 알 수 있습니다.

60세 미만은
주의!

다만 주의해야 할 점은 현재 발매되고 있는 신체활동계는 대부분 '중강도=3메츠'를 기준으로 하고 있다는 것입니다. 앞에서 설명했듯이 중강도 레벨에는 개인차, 주로 나이에 따른 체력의 차이가 있으므로 상대 평가를 해야 합니다. 60대 이상인 고령자의 중강도는 약 3메츠이므로, 어떤 제조사의 신체활동계도 문제없이 사용할 수 있습니다.

다만, 그보다 젊은 세대에게는 본래는 중강도가 아닌 움직임에도 중강도 운동으로 측정되는 경우가 있습니다. 따라서 중강도로 표시되어 있어도 젊은 세대에게는 저강도일 때가 많으므로, 그 점을 감안하여 수치를 파악할 필요가 있습니다.

신체활동계가 없더라도 잎서 설명한 '노래는 부를 수 없지만, 다른 사람과 대화가 가능한 정도'를 기준으로 중강도 활동을 하도록 합니다. 고령자라면 너무 무리하지 않는 범위 내에서 중강도 활동을 하도록 주의합니다.

3

반드시
건강해지는
황금 법칙

걸음 수와 중강도 활동의
균형이 중요하다

일상에서의 신체 활동량(걸음 수)과 질(활동 강도)의 균형이 중요하다고 앞서 설명했습니다. 하루에 걸은 걸음 수가 아무리 많아도 중강도 신체 활동이 적으면 건강의 유지와 증진 효과를 기대할 수 없습니다.

다음 그림을 살펴봅시다. 이 그림은 나카노조 연구를 바탕으로, 신체 활동량(1일당 걸음 수)과 질(1일당 중강도 활동 시간)의 관계를 나타낸 것입니다.

우선 가로축은 1일당 걸음 수(연평균), 세로축은 하루에 실행한 중강도 활동 시간(연평균)을 나타내고 있습니다. 이 그림을 보면, 2000보 미만일 때는 중강도 활동이 거의 없다는 사실을 알 수 있습니다. 이 부분에 해당하는 사람은 도움과 간병이 필요한 상태이거나, 혹은 그 예비군이라고 할 수 있습니다. 여기에서는 '비자립'이라고 표기하겠습니다.

건강한 사람의 대부분(90퍼센트)이 그림의 ❶~❹ 네 그룹 어

사람은 신체를 얼마나 움직일까?

비자립을 제외한 일반적인 사람의 90퍼센트가 아래에 분류한 4가지 그룹 어딘가에 속합니다(여기서 벗어나는 경우는 전통 여관 여주인이나 스포츠 선수와 같은 극단적인 예). 건강하게 장수하고 싶다면 우선 ❸ 그룹을, 무리가 되지 않는다면 ❹ 그룹을 목표로 합니다. 단, 체력에 자신이 없는 고령자는 ❷ 그룹이라도 괜찮습니다.

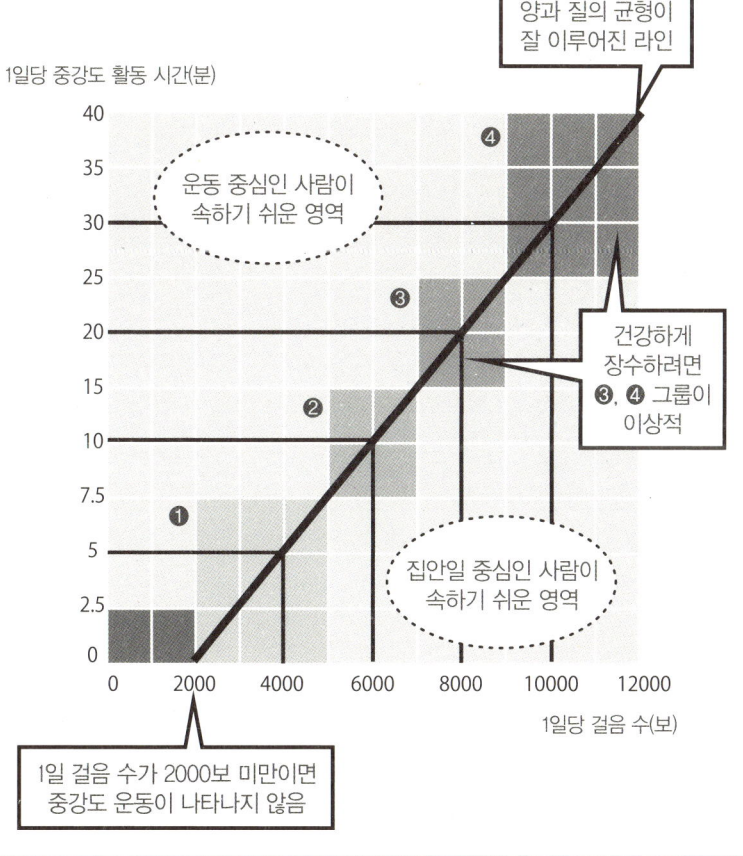

1일당 중강도 활동 시간(분)

양과 질의 균형이 잘 이루어진 라인

운동 중심인 사람이 속하기 쉬운 영역

건강하게 장수하려면 ❸, ❹ 그룹이 이상적

집안일 중심인 사람이 속하기 쉬운 영역

1일당 걸음 수(보)

1일 걸음 수가 2000보 미만이면 중강도 운동이 나타나지 않음

딘가로 분류됩니다.

❶ 1일 평균 4000보/중강도 활동 5분(2000~5000보/7.5분 미만)

❷ 1일 평균 6000보/중강도 활동 10분(5000~7000보/7.5~15분)

❸ 1일 평균 8000보/중강도 활동 20분(7000~9000보/15~25분)

❹ 1일 평균 1만 보/중강도 활동 30분(9000보 이상/25분 이상)

❶ 그룹에서 ❹ 그룹으로 뻗은 선에 가까울수록 신체 활동량(걸음 수)과 질(중강도 활동 시간)의 균형이 잘 이루어진 사람들입니다. 이들은 가장 자연스러운 신체 활동을 하고 있고, 피로도 쉽게 느끼지 않습니다. 즉, 무리 없이 몸을 움직이는 생활을 계속할 수 있다는 것입니다.

그중에서도 ❸ 그룹이나 ❹ 그룹에 속하는 생활을 하면, 건강하게 장수할 가능성이 훨씬 높아집니다.

균형이 나쁘면 피곤해질 뿐
건강 효과는 없다 _____

반대로 이 4가지 그룹 안에 속하지 않는 10퍼센트의 사람들은 건강을 유지하기 위한 신체 활동의 양과 질의 균형이 잘 이루어져 있지 않습니다. 예를 들어 앞에서 소개한 전통 여관 여주인 A 씨도 이 10퍼센트에 들어갑니다. 1만 보 이상 걸었지만 중강도 신체 활동은 거의 없었기 때문에, ❶ 그룹에서 ❹ 그룹을 연결한 선에서 오른쪽 아래로 상당히 떨어진 곳에 위치합니다.

A 씨의 경우에는 운동의 양과 질의 불균형이 질병으로 이어졌다는 사실을 이 그림에서도 파악할 수 있습니다. 즉, 걸음 수가 증가해도 중강도 활동 시간이 적으면 피곤해질 뿐, 건강에는 그다지 효과가 없다는 것이지요.

반대로 4개의 그룹을 연결하는 선보다 상당히 왼쪽 위에 해당하는 사람도 드물게 있습니다. 이 그룹에 해당하는 사람은 걸음 수에 비해 중강도 운동이 많은 사람입니다. 육체노동을 하는 많은 남성이 주로 속합니다. 하지만 한편으로는 체력이 있기 때문에 중강도 활동 시간이 길다고도 생각할 수 있는 그룹입니다.

따라서 ❶ 그룹에서 ❹ 그룹을 잇는 선에서 오른쪽 아래의 영역에 속한 사람보다도 왼쪽 위의 영역에 속한 사람이 비교적 건강 상태가 좋다고 할 수 있습니다.

2000보가
건강의 갈림길?

앞의 그림을 보면 1년을 평균으로 1일 2000보 미만인 '비자립'의 경우, 대개 집에서 은둔하는 상태이기 때문에 중강도 활동 시간이 거의 없습니다. 하지만 평균 4000보가 되면 밖으로 나가는 기회가 늘어나므로 중강도 활동 시간은 평균 5분이 됩니다. 그리고 6000보에서는 중강도 활동 시간이 10분, 8000보에서는 20분, 1만 보에서는 30분으로 늘어나는 것을 확인할 수 있습니다.

　여기서 알 수 있는 것은 우선 신체 활동량(걸음 수)이 늘어나면 양질의 활동(중강도 활동 시간)도 그만큼 늘어나기 쉽다는 사실입니다.

　또 한 가지는 비자립을 포함한 5개의 인접한 그룹 사이에는 저마다 2000보씩 차이가 있고, 그에 따라 중강도 활동 시간에도 5~10분의 차이가 나타난다는 것입니다. 이 작은 차이가 질병의 예방으로 이어집니다. 자세한 설명은 뒤에서 하겠지만, 2000보의 차이가 건강 상태에 큰 의미를 가진다는 사실을 기억하세요.

유전자는
우리를 지배할 수 없다

중강도 운동을 생활에 균형감 있게 도입하는 것은 건강에 좋은 결과를 가져옵니다. 당뇨병, 고혈압, 암 등의 질병은 타고

난 유전자와 연관되어 있다고 알려져 있습니다. 그러나 그 발병에는 유전자 이상으로 평소의 생활 습관이 크게 영향을 끼칩니다.

'유전자'와 '생활 습관'이 발병에 미치는 영향도는 1 대 3 정도라고 합니다. 그리고 수명 또한 유전자보다 생활 습관에 영향을 크게 받는다고 합니다. 즉, 질병을 자주 앓거나 수명이 짧은 유전자를 가지고 태어났다고 해도 생활 습관을 좋은 방향으로 개선하면 발병 스위치를 누르지 않고 건강하게 오래 살 수 있습니다.

'장수 유전자'라는 말을 알고 있나요? 우리 몸에는 장수를 책임지는 유전자가 있습니다. 미국에서는 오랜 기간 동안 벵골원숭이와 쥐를 이용하여 수명에 대한 연구를 해왔습니다. 그 실험을 통해 장수와 연관된 유전자가 존재한다는 사실이 명확해졌습니다.

미국 위스콘신 국립영장류연구센터가 2009년에 발표한 연구 결과에서는 원하는 만큼 음식을 제공한 벵골원숭이보다도 식사량을 30퍼센트 제한한 벵골원숭이의 수명이 길었다고 합니다(단, 30퍼센트 제한이란 원하는 만큼 먹는 양에서 칼로리를 30퍼센트 줄인 것을 뜻합니다. 최근에는 이것을 착각해서 식사를 과도하게 부실하게 하여 영양실조에 걸린 고령자도 많으므로 주의가 필요합니다). 게다가 같은 연령의 원숭이와 비교했을 때, 식사를 제한한 원숭이 쪽의 털에 윤기가 났고 주름의 수도 적었으며 젊은 느낌이었다고 합니다.

최근의 연구에서 이러한 차이가 나타난 것은 식사 제한에 따라 '시르투인 유전자'라고 하는 장수 유전자에 스위치가 들어갔기 때문이라는 사실이 판명되었습니다. 이 장수 유전자는 누구나 가지고 있습니다. 따라서 장수 유전자를 활용하면 인간은 누구나 장수할 수 있는 것입니다.

장수 유전자의 스위치를 켜기 위해 식사량을 30퍼센트 줄이는 방법이 있습니다. 하지만 이 방법은 질병에 걸리지 않고 건강하게 오래 살 수 있는지에 대한 것까지는 아직 증명된 바가 없습니다. 식사를 제한해서 오래 산다고 해도 자리보전을 피할 수 있다거나 치매에 걸리지 않는다는 보장은 어디에도 없습니다.

최근 스웨덴 칼로린스카 연구소에서 실시한 연구로 '적당한 신체 운동'으로도 장수 유전자의 스위치를 켤 수 있다는 사실이 증명되었습니다. 그 적당한 신체 운동이 바로 이 책에서 소개하는 '메츠 운동법'입니다. 그리고 이 방법으로는 질병에 걸리지 않는다는 사실도 알 수 있습니다.

식사 칼로리를 30퍼센트 줄일 바에는 즐겁게 음식을 먹고 운동으로 칼로리를 줄이는 편이 건강하고 질 높은 생활을 하는 것이라고 생각하는 것은 당연합니다. 그렇다면 결론부터 먼저 말하겠습니다. 현재 걸음 수보다도 2000보 늘려서 2개월을 보내면 여러분의 몸에 있는 건강 장수 스위치에 불이 들어옵니다.

앞에서 언급했듯이 평소 생활 속에서 걸음 수를 2000보 늘리면, 건강의 열쇠를 쥐고 있는 중강도 운동이 자연스럽게 5~10분 정도 증가하기 때문입니다. 더 설명하자면 1일 8000

보, 중강도 신체 활동 20분을 2개월간 지속했을 때 각종 질병에 쉽게 걸리지 않게 됩니다.

작은 아이디어로
6킬로그램 감량에 성공!

40대 남성 G 씨는 건설 관련 기업에서 근무하고 있으며, 공사 중에 차량을 안내하고 유도하는 일이 주된 업무입니다. 그러한 G 씨가 대사증후군 진단을 받은 것은 42세 때였습니다. 본인도 볼록하게 튀어나온 배가 염려스러웠지만, 그래도 대사증후군 진단을 받은 것은 역시 충격이었습니다.

위기감을 느낀 G 씨는 차량을 안내하고 유도할 때 차가 오지 않는 타이밍에 맞추어 그 주변을 힘차게 걸어 다녔습니다. 지금까지의 G 씨의 업무는 지정된 위치에 계속 서 있는 일이었기 때문에 그다지 움직임이 없었습니다. 따라서 건설 현장에서 일하고 있는데도 중강도 신체 활동이 적이시 대사증후군의 원인이 되었던 것이지요.

현장에서 걷는 아이디어를 낸 후 G 씨는 6킬로그램 감량에 성공했습니다. 겉보기에도 확실히 몸이 한 뼘은 홀쭉해졌습니다. 체중이 줄면 혈당치와 혈압도 당연히 떨어집니다. 그 결과, 이듬해에 실시한 대사증후군 검진에서는 기준에 걸리는 항목이 전혀 없었습니다.

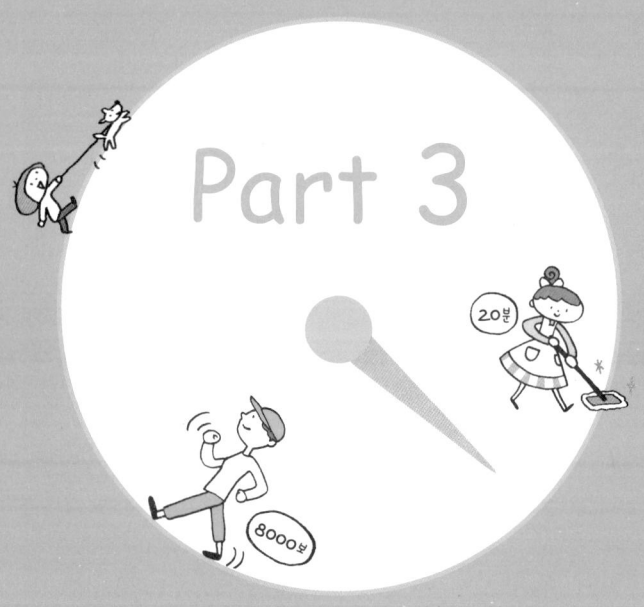

Part 3

평생
건강을 지키는
8000보/20분

현재 걸음 수보다 2000보를 늘려서 2개월을 보내면
장수 유전자가 작동하기 시작한다고 말했지만,
'1일 8000보/중강도 활동 20분'을 2개월 이상 지속해도
건강 장수 스위치를 켤 수 있습니다.

1

건강을 지키는
황금 비율은
8000보/20분

1일 걸음 수로
예방 가능한 질병을 알 수 있다! _____

적당한 신체 활동이 장수 유전자의 스위치를 켠다는 이야기를 했는데, 나카노조 연구에서도 1일 걸음 수가 질병 예방과 크게 관련되어 있다는 사실을 알 수 있습니다. 다음 그림은 앞에서 설명한 '신체 활동량(걸음 수)과 질(중강도 활동 시간)의 관계'의 그래프에 건강과의 관계를 덧붙여서 나타낸 것입니다. 이 그림을 보면 걸음 수에 따라 어떤 질병이 예방되는지를 알 수 있습니다.

우선, 그래프의 가장 왼쪽 아래부터 살펴보겠습니다. 1년을 평균으로 1일 2000보 미만일 때는 집에서 은둔하는 상태입니다. 그러므로 걸음 수가 적은 데다가 중강도 활동 시간이 거의 없습니다. 이는 어떤 질병에 걸려서 스스로 움직일 수 없는 상태이거나 도움과 간병이 필요한 '비자립 그룹'으로도 볼 수 있습니다.

❶ 그룹을 살펴봅시다. 4000보가 되면 외출할 기회도 증가

활동의 양과 질로 예방할 수 있는 질병이 결정된다

4000보/중강도 활동 5분 미만에서는 각종 질병에 걸릴 가능성이 높아진다.

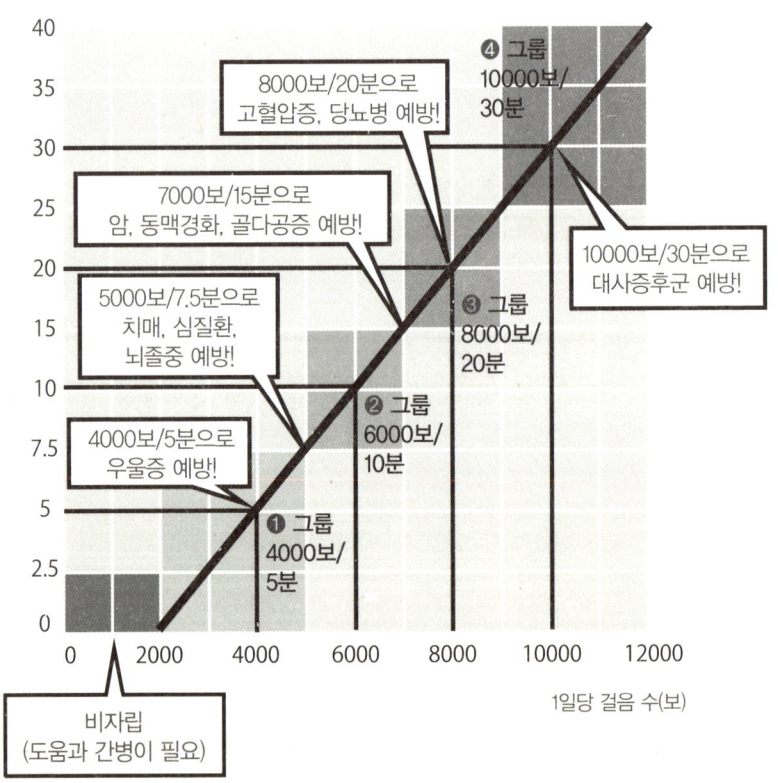

1일당 중강도 활동 시간(분)

8000보/20분으로 고혈압증, 당뇨병 예방!

❹ 그룹 10000보/ 30분

7000보/15분으로 암, 동맥경화, 골다공증 예방!

10000보/30분으로 대사증후군 예방!

5000보/7.5분으로 치매, 심질환, 뇌졸중 예방!

❸ 그룹 8000보/ 20분

4000보/5분으로 우울증 예방!

❷ 그룹 6000보/ 10분

❶ 그룹 4000보/ 5분

1일당 걸음 수(보)

비자립 (도움과 간병이 필요)

하여 중강도 활동 시간은 5분이 됩니다. 나카노조 연구에서는 이 '1일 4000보/중강도 활동 5분'을 경계로 어떤 사실이 명확해졌습니다.

'4000보/중강도 활동 5분' 미만인 사람은 은둔하는 경향을 보이며 우울증 증상을 나타내고 있음을 확인할 수 있었습니다. 하지만 '4000보/중강도 활동 5분' 이상인 사람에게는 우울증 등의 정신적인 질환이 거의 보이지 않았습니다. 이 사실을 통해 알 수 있는 점은 집에 틀어박힌 채 시간을 보내지 않고 가능한 한 외출을 하는 편이 우울증 예방에 효과적이라는 것입니다.

다음으로 ❷ '6000보/중강도 활동 10분' 그룹입니다. 이 그룹에서는 걸음 수가 6000보나 된다는 점에서 조금은 외출을 한다는 사실을 가늠할 수 있으므로 생활의 질이 어느 정도 확보되어 있습니다.

때문에 ❷ 그룹에서는 치매 증상을 보이는 사람이 거의 없었던 것에 비해, ❷ 그룹보다 신체 활동이 적었던 그룹에서는 치매 발병률이 압도적으로 높았습니다. 이처럼 ❷ 그룹의 최저 기준인 '5000보/중강도 활동 7.5분' 이상의 신체 활동을 하면 치매를 예방할 수 있습니다.

이와 마찬가지로 다른 그룹들을 살펴보면, 심질환이나 뇌졸중 예방은 '5000보/중강도 활동 7.5분', 골다공증이나 동맥경화 예방은 '7000보/중강도 활동 15분', 고혈압증 예방은 '8000보/중강도 활동 20분'이 기준이 된다는 사실을 알 수 있습니다 (각 질병을 예방할 수 있는 기준에 대해서는 뒤에서 자세히 설명하겠습니다).

즉, 질병 예방의 기준치를 웃돌면 예방 효과가 상당히 높아지지만 그 기준치를 밑돌면 예방 효과가 서서히 낮아지는 것입니다. 이처럼 1일 신체 활동과 질병 예방은 밀접하게 관련되어 있습니다.

8000보/20분으로
대부분의 질병을 예방할 수 있다

그렇다면 건강을 유지하려면 1일 평균 신체 활동을 얼마나 하는 것이 이상적일까요? 답을 먼저 말하자면 '1일 8000보/중강도 활동 20분'이 건강 유지에 효과적입니다. 이 '1일 8000보/중강도 활동 20분'을 실천하면, 다음과 같은 11가지 질병과 증상이 예방 가능하다는 사실을 나카노조 연구로 밝혀낼 수 있었습니다.

① 도움과 간병이 필요한 상태

② 우울증

③ 골다공증

④ 골절

⑤ 고혈압증

⑥ 당뇨병

⑦ 고지혈증

⑧ 심질환(협심증, 심근경색)

⑨ 뇌졸중(뇌경색, 뇌출혈, 지주막하출혈)

⑩ 치매(혈관성 치매, 알츠하이머)

⑪ 암(결장암, 직장암, 폐암, 유방암, 자궁내막암)

이 질병들은 국가적으로 의료비의 많은 부분을 차지하고 있습니다. 즉, '1일 8000보/중강도 활동 20분'의 신체 활동을 하면 우리가 걸릴 가능성이 있는 질병의 대부분을 예방할 수 있습니다.

노력해도
효과는 제자리걸음

노력하면 더욱 많은 질병을 예방할 수 있지 않겠냐고 말하는 사람도 있으리라고 생각합니다. 실제로 걸으면 걸을수록 건강해질까요?

물론 1일 8000보 이상 걸으면 질병을 예방하는 효과도 적게나마 상승합니다. '1일 8000보~1만 보/중강도 활동 20~30분'의 신체 활동을 하면, 대사증후군 예방에도 효과가 있습니다. 그러나 그 상승분은 통계학의 관점에서 보면 그다지 의미 있는 데이터라고 할 수 없습니다.

즉, 질병에 걸리지 않기 위해 더욱 노력한다고 해도 의미가 없으며, 8000보를 걷든 1만 보를 걷든 예방할 수 있는 질병은 크게 달라지지 않습니다.

1만 2000보 이상이 되면 과다 체중인 사람에게는 효과가 있어도 데이터상의 질병 예방 효과는 완전히 제자리걸음 상태인 셋이지요. 1만 2000보 이상을 활동하면 건강에 기여하기는커녕, 피로가 과도하게 축적되어 다른 질병을 일으킬 가능성도 높아집니다.

이러한 사실로부터 필자는 '1일 8000보/중강도 활동 20분'이 건강을 유지하고 증진시키기 위한 궁극적인 지표라는 결론을 내렸습니다. 현재 걸음 수보다 2000보를 늘려서 2개월을 보내면 장수 유전자가 작동하기 시작한다고 말했지만, '1일

8000보/중강도 활동 20분'을 2개월 이상 지속해도 건강 장수 스위치를 켤 수 있습니다.

면역력을
최대로 끌어올리자

'1일 8000보/중강도 활동 20분' 운동이 얼마나 대단한지 다른 면에서 살펴봅시다. 이 운동에는 면역력을 높이는 효과 또한 있습니다. 면역력이란 체내에 들어온 바이러스나 세균, 이물질 등에 대항해 자신의 몸을 지키는 힘을 뜻합니다. 면역력이 저하되면 질병의 근원인 바이러스나 세균에 대한 저항력이 떨어져 많은 질병이 일어나게 됩니다.

앞서 소개한 NK세포는 면역 기능의 대표라고 할 수 있습니다. NK세포는 면역부전, 감염증, 자기면역질환 등을 예방하는 역할을 하고 있으며, 암세포의 싹이 되는 세포를 퇴치한다고 알려져 있습니다.

즉, NK세포는 '우리 건강의 열쇠를 쥐고 있는 면역 기능'이라고 해도 과언이 아닙니다. 이렇게 믿음직한 NK세포가 최대한 활약하기 위해서는 '1일 8000보/중강도 활동 20분'이라는 신체 활동을 빼놓을 수 없습니다. 이는 몸을 적당하게 움직여야 NK세포가 활성화된다는 사실이 확인되고 있기 때문입니다. NK세포는 단발적인 운동으로는 일시적으로밖에 활성화되지 않지만, 운동을 지속하면 높은 수준으로 활성화가 유지되어 병을 예방해줍니다.

단, 여기서 주의할 점이 있습니다. NK세포는 지나치게 격렬한 운동을 하면 기능이 서하된다는 것입니다. 그러한 의미에서도 '1일 8000보/중강도 활동 20분'의 적당한 신체 활동을 지속하는 것은 면역력 강화로 이어집니다.

자립된 삶을 평생 지속할 수 있는 힘이 생긴다

'1일 8000보/중강도 활동 20분'의 신체 활동은 평생 걸을 수 있는 체력을 기르는 데 중요한 역할을 합니다. 보행 기능을 대표하는 근력이나 균형 감각, 지구력과 같은 체력은 자립된 생활에서 빼놓을 수 없습니다.

고령이 될수록 다리 근력이나 균형 감각이 저하되기 때문에 보행 속도는 느려집니다. 그렇게 되면 집에서 텔레비전을 보며 시간을 보내거나 자신도 모르게 외출하기를 꺼리기도 할 것입니다. 또한 외출하더라도 차로 이동하고 걸을 힘이 있어도 엘리베이터를 이용하는 등 몸을 움직이거나 걷기를 피하게 될지도 모릅니다.

안타깝게도 이것은 상당히 위험한 순환입니다. 스스로 '자립된 생활'을 멀리하는 것과 마찬가지이기 때문입니다. 이러한 사실은 나카노조 연구에서 신체활동계를 소지한 500명을 대상으로 조사했을 때 얻은 결과에서 알 수 있습니다. 하지만 다음과 같은 신체 활동을 계속하면 체력 저하를 억제할 수 있습니다.

- 남성 : 1일 8000보/중강도 활동 20분
- 여성 : 1일 7000보/중강도 활동 15분

이 기준을 넘는 신체 활동을 지속하면 나이가 들어서도 근력이나 보행 속도를 유지할 수 있습니다. 즉, 하반신이 튼튼해져서 몇 살이 되어도 계속 걸을 수 있는 것이지요.

걷기는 생활이 질을 유지하는 무처이나 중요한 기본 동작입니다.

근력이 떨어지고 걷기가 힘들어진다. → 걷기가 싫어진다. → 외출이 귀찮아진다. → 걷지 않게 된다. → 근력이 더욱 떨어진다. → 자립된 생활이 불가능해진다.

이러한 악순환을 끊어내기 위해서라도 하반신이 건강할 때부터 걷는 습관을 들이는 것이 중요합니다.

2

증상이 무거운
질병일수록
간단한 운동으로
예방한다

질병은
단계적으로 진행된다

다음 표는 신체 활동(걸음 수와 중강도 활동 시간)의 단계에 따라 예방할 수 있는 질병을 정리한 것입니다. 이 표를 통해 증상이 무거운 질병을 예방하는 것일수록 신체 활동량이 적고, 증상이 가벼운 질병을 예방하는 것일수록 신체 활동량이 많다는 사실을 알 수 있습니다.

예를 들어 고혈당 예방에는 '1일 9000보/중강도 활동 25분'이 효과적이지만, 고혈당이 좋지 않은 방향으로 진행된 상태인 당뇨병은 '1일 8000보/중강도 활동 20분'으로 예방할 수 있습니다.

심각한 질병을 예방하는 것일수록 신체 활동을 늘려야 하지 않냐고 생각할지도 모릅니다. 그러나 병은 서서히 진행되는 법입니다. 고혈압을 거치지 않고 고혈압증은 발병하지 않으며, 고혈당을 뛰어넘어서 당뇨병이 발병하지도 않습니다.

1일당 신체 활동과 예방할 수 있는 질병

증상이 무겁고 심각한 것일수록 적은 신체 활동량으로 예방할 수 있습니다. 우선 조금씩이라도 시작하는 것이 중요합니다.

걸음 수	중강도 활동 시간	예방할 수 있는 질병
2000보	0분	자리보전
4000보	5분	우울증
5000보	7.5분	도움과 간병이 필요한 상태, 치매, 심질환, 뇌졸중
7000보	15분	암, 동맥경화, 골다공증, 골절
7500보	17.5분	근감소증, 체력 저하(특히 75세 이상 고령자는 하지 근력이나 보행 속도가 떨어짐)
8000보	20분	고혈압증, 당뇨병, 고지혈증, 대사증후군(75세 이상의 경우)
9000보	25분	고혈압(고혈압 전 단계인 정상 고치 혈압), 고혈당
1만 보	30분	대사증후군(75세 미만의 경우)
1만 2000보	40분	비만

1만 2000보(그중에 중강도 활동이 40분) 이상의 운동은 의미가 없을뿐더러 건강을 해치기도 한다!

무거운 질병은
예방이 중요하다

질병의 발병과 진행은 나이가 들어감에 따라 신체 활동이 감소하는 현상과 밀접하게 관련되어 있습니다. 보통 신체 활동이 감소하는 타이밍에 무거운 질병이 발생하거나 진행되고는 합니다. 즉, 이 단계에서는 신체 활동을 아무리 늘리고 싶어도 체력적으로 불가능한 것이지요. 따라서 무거운 질병일수록 예방에 필요한 신체 활동의 기준이 낮게 설정되어 있는 것입니다.

그보다 여기서 중요한 사실은 몸을 움직일 수 있는 건강한 시기부터 예방에 힘써야 한다는 것입니다. 몸에 무리를 가하지 않고 '1일 8000보/중강도 활동 20분'을 실천하면, 다양한 질병을 확실히 예방하고 발병과 진행을 충분히 늦출 수 있습니다.

또한 나이가 들면서 체력이 점점 떨어져도 '1일 5000보/중강도 활동 7.5분'은 유지해야 합니다. 이 기준치를 밑돌면 뇌

경색이나 뇌출혈, 심근경색 등과 같이 생사에 직결되는 질병

으로 이어지기 쉽기 때문입니다.

3

3대 사인과 그 위험이 되는 질병의 예방

질병은 낫는 것이 아니라
걸리지 않는 것

지금부터는 메츠 건강법으로 예방할 수 있는 10가지 질병과 증상, 그리고 필요한 신체 활동량을 살펴봅시다. 적은 운동량으로도 예방할 수 있는 것부터 소개하겠습니다. 그전에 다시 한 번 당부하고 싶은 말이 있습니다. '병을 고친다'는 사고방식을 버리라는 것입니다. 물론 이것은 병으로 괴로워하라는 뜻이 아닙니다.

질병에 걸리면 막대한 의료비를 지불해야 할 뿐만 아니라 약에 의존하는 일까지 발생합니다. 그렇게 되지 않기 위해서 가능한 한 자신의 힘으로 병에 걸리지 않도록 하는 것을 목표로 삼아야 합니다.

필자는 나카노조 마을 사람들의 협력으로 얻은 결과를 이 책에 모두 실을 예정입니다. 이를 활용하면 질병에 최대한 걸리지 않도록 하는 것 또한 가능하리라고 봅니다. 여러분도 반드시 실천해보기를 바랍니다.

• 우울증을 예방하다 •

모든 세대에 발병하는 우울증은 최근 급격히 증가하는 추세이며, 성인 8명 중 1명이 우울증을 겪고 있다는 통계도 나오고 있습니다. 특히 질병이나 체력 저하로 하반신이 약해지고 외출할 기회가 감소하는 고령자는 집에만 있는 경향이 있기 때문에 더욱 우울증에 걸릴 위험성이 높습니다.

나카노조 연구에 의하면 '1일 4000~5000보/중강도 활동 5~7.5분' 이상의 활동을 하는 사람 중에 우울증 증상을 보인 사람은 거의 없었습니다.

한편 조사 대상자 가운데 4.3퍼센트에게서 우울증 증상이 나타났고, 그중의 대부분이 '1일 4000보/중강도 활동 5분' 미만의 활동밖에 하지 않는다는 결과가 나왔습니다.

즉, 우울증은 '1일 4000보/중강도 활동 5분'과 잠깐의 외출로 예방할 수 있다는 것입니다. 그렇다면 우선은 밖으로 나가는 것부터 시작해봅시다.

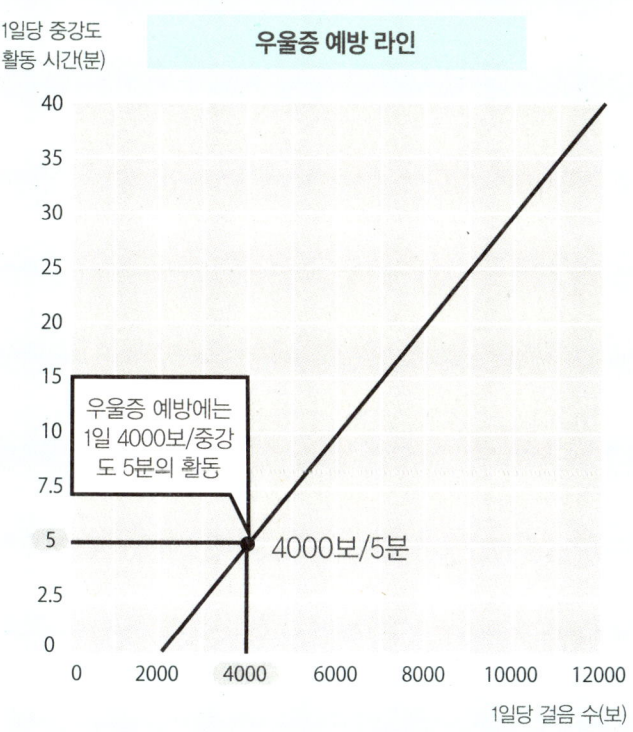

1일당 중강도
활동 시간(분)

우울증 예방 라인

우울증 예방에는
1일 4000보/중강
도 5분의 활동

4000보/5분

1일당 걸음 수(보)

활동 목표의 기준

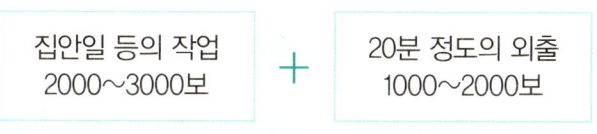

집안일 등의 작업
2000~3000보
+
20분 정도의 외출
1000~2000보

115

최근 알츠하이머를 포함한 치매 환자도 증가하는 추세입니다. 고령화 사회가 진행될수록 치매를 앓는 고령 환자는 더욱 증가할 것입니다.

치매는 판단하기가 어려우므로 자각하지 못한 사람도 많을 테지만, 전문의로부터 제대로 진찰을 받으면 65세 이상의 고령자 4명 가운데 1명이 치매라는 결과가 나온다고 합니다. 지금은 괜찮더라도 내일은 우리 차례가 될지도 모릅니다.

치매의 원인은 다양하지만, 운동 부족도 중요한 요인 가운데 하나입니다. 치매 예방에는 '1일 5000보/중강도 활동 7.5분'이 최저 기준이지만, 상황이 허락한다면 '1일 7000보/중강도 활동 15분'을 목표로 하는 것도 좋습니다.

치매를 예방하기 위한 활동 목표

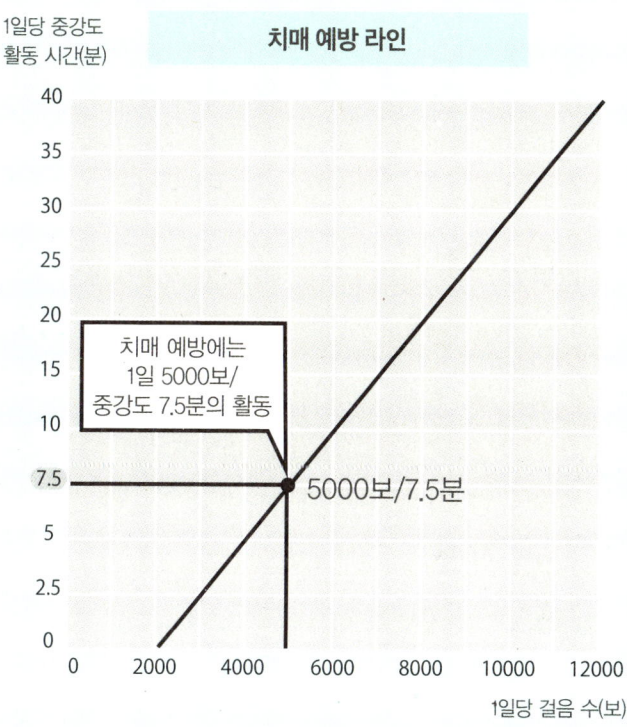

1일당 중강도 활동 시간(분)

치매 예방 라인

치매 예방에는
1일 5000보/
중강도 7.5분의 활동

5000보/7.5분

1일당 걸음 수(보)

활동 목표의 기준

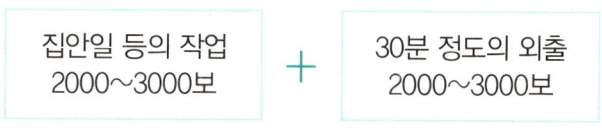

집안일 등의 작업
2000~3000보

+

30분 정도의 외출
2000~3000보

117

• 심질환을 예방하다 •

심근경색 등으로 대표되는 심질환은 사망 원인의 높은 순위를 차지하는 순환기 질병입니다. 심근경색이나 협심증은 개인의 체질 외에 운동 부족, 과식, 편식을 비롯한 일상생활의 잘못된 습관이 축적되어 일어납니다. 이를 예방하려면 우선 그 질병들의 전조로 나타나는 동맥경화를 예방할 필요가 있습니다.

동맥경화를 예방하려면 식생활의 개선을 빼놓을 수 없지만, 비만 또한 원인 중 하나이므로 운동을 지속하여 비만을 방지하는 것이 중요합니다. 나카노조 연구에서는 '1일 5000~7000보/중강도 활동 7.5~15분'을 실행한 그룹에서 심질환의 비율이 격감했습니다. 심질환을 예방하고 싶다면, 최저 '1일 5000보/중강도 활동 7.5분'의 신체 활동을 지속해봅시다.

심질환을 예방하기 위한 활동 목표

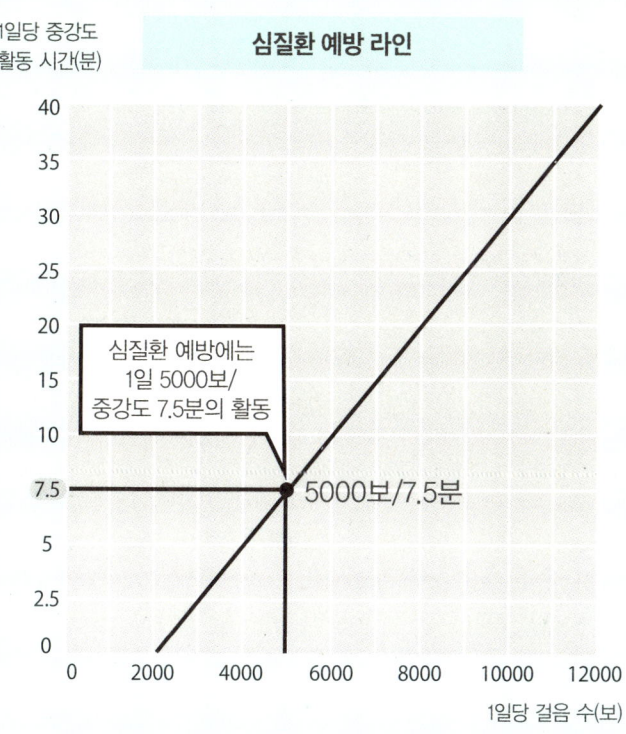

1일당 중강도
활동 시간(분)

심질환 예방 라인

심질환 예방에는
1일 5000보/
중강도 7.5분의 활동

5000보/7.5분

1일당 걸음 수(보)

활동 목표의 기준

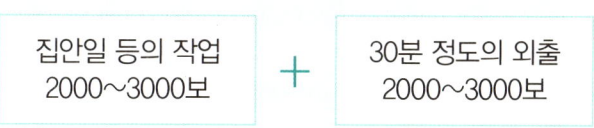

집안일 등의 작업
2000~3000보
+
30분 정도의 외출
2000~3000보

• 뇌졸중을 예방하다 •

뇌졸중(뇌경색, 뇌출혈, 지주막하출혈)도 심질환과 마찬가지로 순환기 질병입니다. 뇌혈관이 막히거나 파열되면 다른 세포에 영양이 도달하지 않아서 세포가 죽고 최악의 경우에는 사망에 이를 수 있습니다.

뇌졸중은 단일 질환으로 사망률 1위를 기록할 만큼 무서운 질병이며, 60세 이상의 사망 원인 중 3분의 1을 차지합니다. 전 세계적으로는 6명 중 1명이 일생에 한 번은 뇌졸중을 경험한다고 합니다. 또한, 치료 후에는 극심한 신체장애와 언어장애로 고생하는 경우가 많습니다.

뇌졸중을 예방하는 첫 번째 방법은 고혈압에 걸리지 않도록 신경 쓰는 것입니다. 그리고 고혈압을 방지하기 위해서는 염분 섭취를 줄이거나 적당한 운동을 할 필요가 있습니다. 뇌졸중을 예방하기 위해 우선 매일 30분 정도라도 외출할 수 있도록 합니다.

뇌졸중을 예방하기 위한 활동 목표

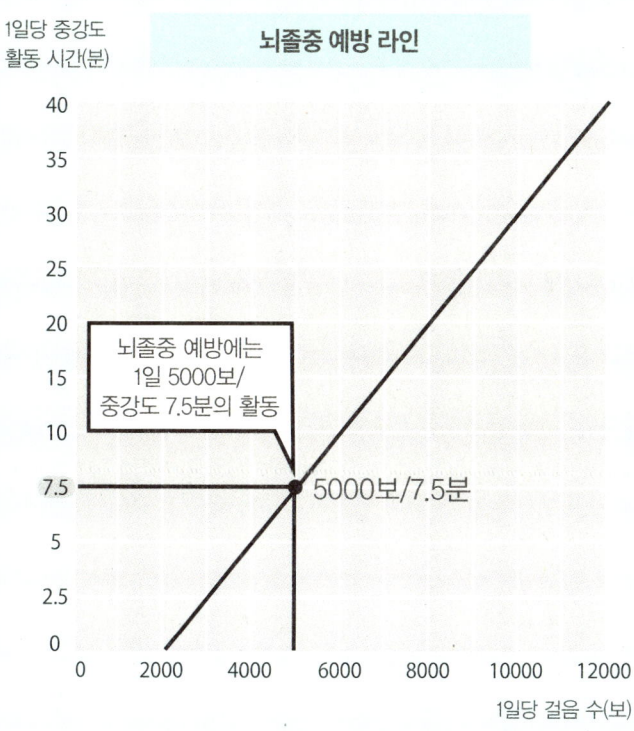

1일당 중강도 활동 시간(분)

뇌졸중 예방 라인

40
35
30
25
20
15
10
7.5
5
2.5
0

뇌졸중 예방에는
1일 5000보/
중강도 7.5분의 활동

5000보/7.5분

0   2000   4000   6000   8000   10000   12000

1일당 걸음 수(보)

활동 목표의 기준

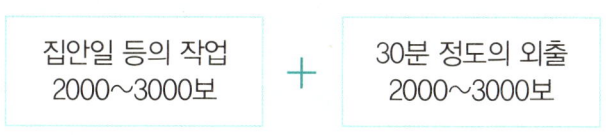

집안일 등의 작업
2000~3000보
+
30분 정도의 외출
2000~3000보

사망 원인의 상위권을 차지하는 암은 생활 습관을 비롯한 다양한 요인이 쌓여서 발병한다고 알려져 있습니다. 그 요인 중의 하나가 운동 부족입니다. 암 중에서도 운동 부족과 관계가 깊은 것이 결장암, 직장암, 폐암, 유방암, 자궁내막암 등 5가지입니다.

미국 국립암연구소는 운동은 결장암의 위험도를 40~50퍼센트, 유방암의 위험도를 30~40퍼센트 감소시킨다고 발표했습니다. 암을 발생시키는 원인 중의 하나로 활성산소에 의해 유전자가 상처 입는 것을 들 수 있습니다. 하지만 규칙적으로 운동을 하면 활성산소의 공격을 약화시키거나 손상된 유전자를 복구시키는 작용이 활발해진다는 사실을 알 수 있습니다.

암 예방에는 '1일 7000보/중강도 활동 15분'의 신체 활동이 효과적입니다. 따라서 운동으로 모두의 적인 암을 이길 수 있도록 노력합시다.

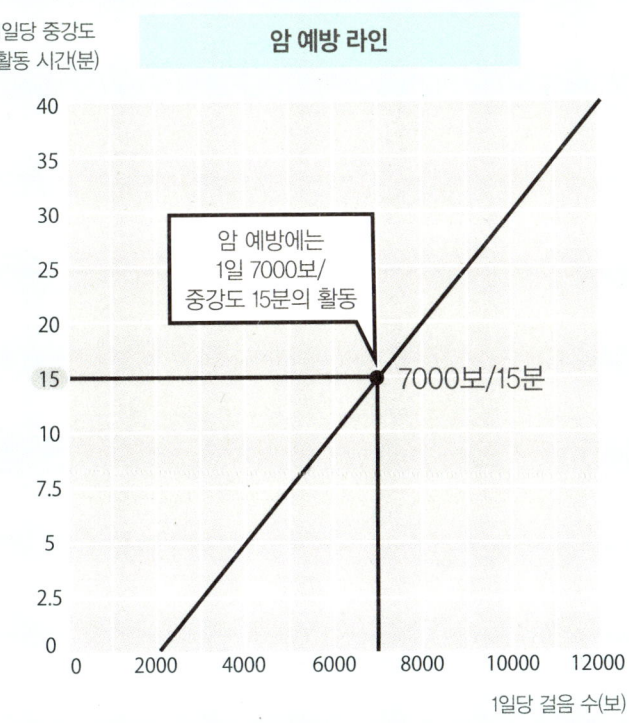

암을 예방하기 위한 활동 목표

암 예방 라인

1일당 중강도 활동 시간(분)

암 예방에는
1일 7000보/
중강도 15분의 활동

7000보/15분

1일당 걸음 수(보)

활동 목표의 기준

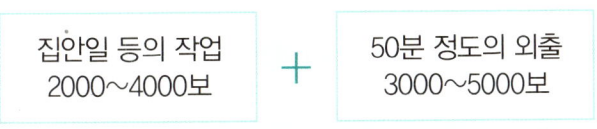

집안일 등의 작업
2000~4000보

+

50분 정도의 외출
3000~5000보

123

• 동맥경화를 예방하다 •

동맥벽이 굳고 탄력과 유연성을 잃은 상태가 동맥경화입니다. 그 결과 혈관이 막히거나 파열되는 위험성이 나타납니다. 동맥경화는 흡연, 저밀도리포단백질(LDL), 고혈압, 비만, 운동 부족 등의 요소가 쌓이면 쉽게 발병합니다.

나카노조 연구에서 동맥경화의 진행도를 조사한 결과, '1일 7000보/중강도 활동 15분'을 경계로 뚜렷한 차이가 나타났습니다. '1일 7000보/중강도 활동 15분' 이상의 신체 활동을 하는 사람은 그 미만인 사람에 비해 동맥이 굳어 있지 않았습니다.

동맥경화는 나이가 많아질수록 빠르게 진행되지만, 중강도 운동을 도입하면 동맥경화의 원인인 저밀도리포단백질을 감소시키고 병의 진행을 늦출 수 있습니다.

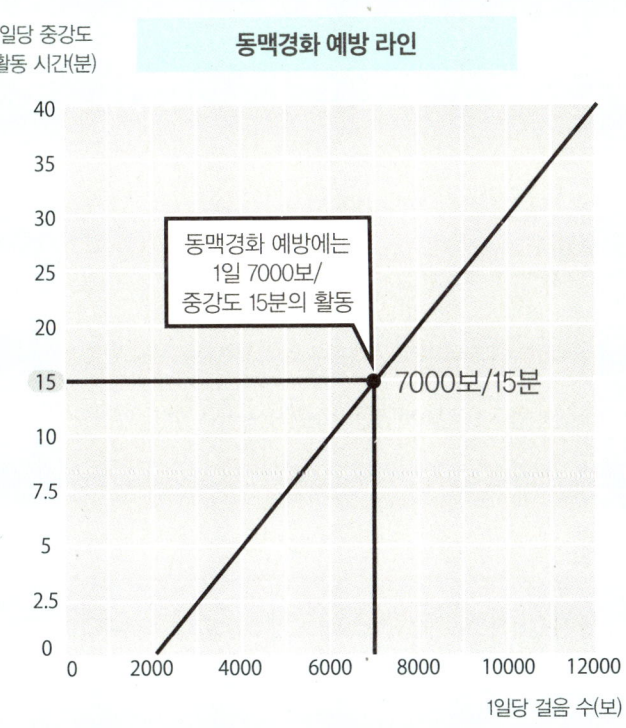

1일당 중강도
활동 시간(분)

동맥경화 예방 라인

동맥경화 예방에는
1일 7000보/
중강도 15분의 활동

7000보/15분

1일당 걸음 수(보)

활동 목표의 기준

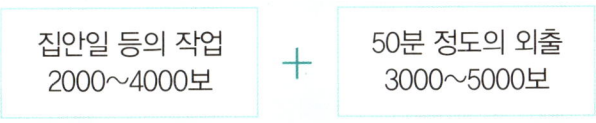

집안일 등의 작업
2000~4000보

＋

50분 정도의 외출
3000~5000보

125

• 골다공증을 예방하다 •

골다공증은 뼈에 작은 구멍이 다수 생겨서 골밀도가 저하되는 질병입니다. 일광욕이 부족하여 발생하는 비타민 D의 결핍 외에 운동 부족이 원인으로 발병합니다. 나카노조 연구에 따르면 '1일 7000보/중강도 운동 15분' 이상의 신체 활동을 하는 사람 중에서 골다공증 증상을 보인 사람은 아주 극소수였습니다. 즉, 골다공증을 예방하기 위해서는 '1일 7000보/중강도 활동 15분' 이상의 신체 활동을 하면 된다는 것입니다.

또한 골절의 위험은 1일 7000보 미만인 사람이 9000보 이상인 사람에 비해 5~8배 높고, 빨리 걷기 시간이 15분 미만인 사람이 25분 이상인 사람에 비해 3~4배 높다는 결과도 있습니다.

골다공증을 예방하려면 하루에 15분 정도 햇볕을 쬐는 것 또한 중요합니다. 뼈를 건강하게 유지하기 위해서 바깥 공기를 쐬며 메츠 워킹을 해봅시다.

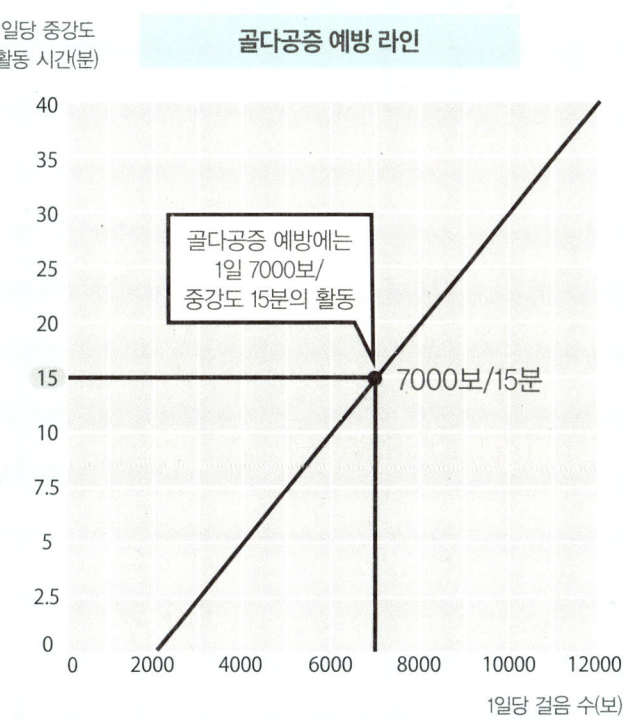

1일당 중강도 활동 시간(분)

골다공증 예방 라인

골다공증 예방에는
1일 7000보/
중강도 15분의 활동

7000보/15분

1일당 걸음 수(보)

활동 목표의 기준

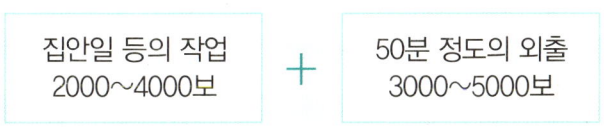

| 집안일 등의 작업 2000~4000보 | + | 50분 정도의 외출 3000~5000보 |

• 고혈압증을 예방하다 •

고혈압증이란 최고혈압과 최저혈압이 지속적으로 높은 상태를 말합니다. 방치하면 동맥경화나 뇌졸중, 심질환이나 신질환을 일으키는 결과를 낳습니다. 연령이 높아질수록 고혈압증을 앓는 사람이 증가하며, 고령층의 대부분은 고혈압이라고 합니다. 그럼에도 병원에 다니는 사람은 절반 정도이며, 이러한 '숨은 고혈압' 환자가 심각한 질병을 앓는 경우가 상당히 많습니다.

나카노조 마을에서도 고혈압증인 사람을 많이 볼 수 있었습니다. '1일 5000~7000보/중강도 활동 7.5~15분'으로 어느 정도 몸을 움직이는 사람들조차 24퍼센트가 고혈압증이었습니다. 자신도 고혈압일지도 모른다거나 운동을 하지 않으면 고혈압에 걸릴 수 있다는 위기의식을 가지는 것이 중요합니다. 고혈압증을 예방하려면 '1일 8000보/중강도 활동 20분'을 유념하도록 합시다.

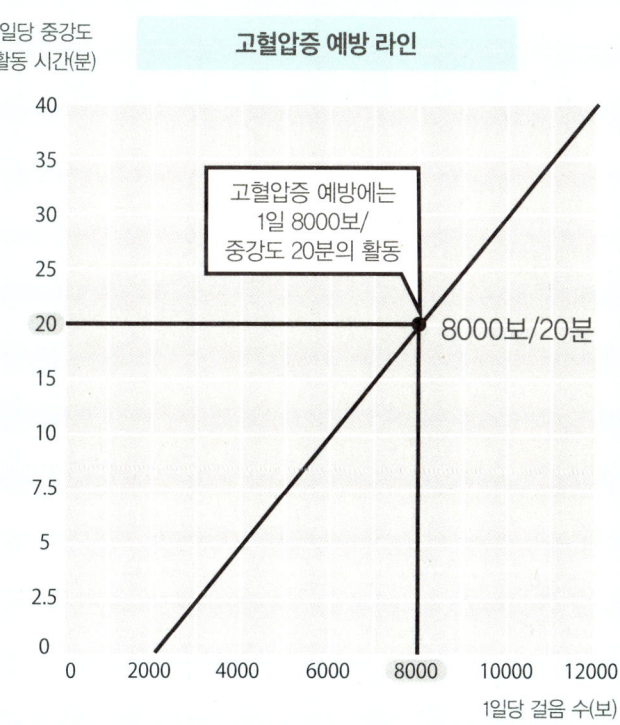

고혈압증 예방 라인

1일당 중강도 활동 시간(분)

고혈압증 예방에는
1일 8000보/
중강도 20분의 활동

8000보/20분

1일당 걸음 수(보)

활동 목표의 기준

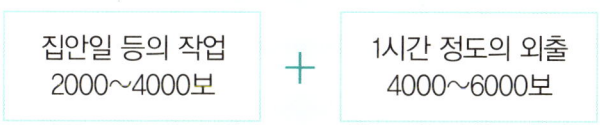

집안일 등의 작업
2000~4000보

+

1시간 정도의 외출
4000~6000보

129

• 당뇨병을 예방하다 •

당뇨병은 혈관병이라고도 합니다. 혈당치가 높은 상태가 지속되면 혈관이 상처를 입어서, 눈이 보이지 않게 되는 당뇨병성 망막증, 소변을 배출할 수 없는 당뇨병성 신장 질환, 지각장애나 자율신경에 혼란이 발생하는 당뇨병성 신경 장애, 동맥경화 등 일상생활에 지장을 주는 다양한 합병증을 일으킵니다.

국제당뇨병연합(IDF)의 2012년 발표에 의하면 20~79세의 전 세계 당뇨병 인구는 3억 7100만 명을 넘어섰으며, 480만 명이 당뇨병으로 사망했다고 합니다. 따라서 당뇨병을 예방하기 위해서는 '1일 8000보/중강도 활동 20분'을 목표로 하는 것을 추천합니다.

나카노조 연구를 통해 혈당치가 높은 사람이 1일 8000보가 넘는 운동을 실천한 결과, 혈당치가 떨어지고 증상이 개선된 예를 많이 찾아볼 수 있었습니다. 운동을 하면 인슐린이 활발하게 분비되어 혈당치가 확실히 떨어집니다.

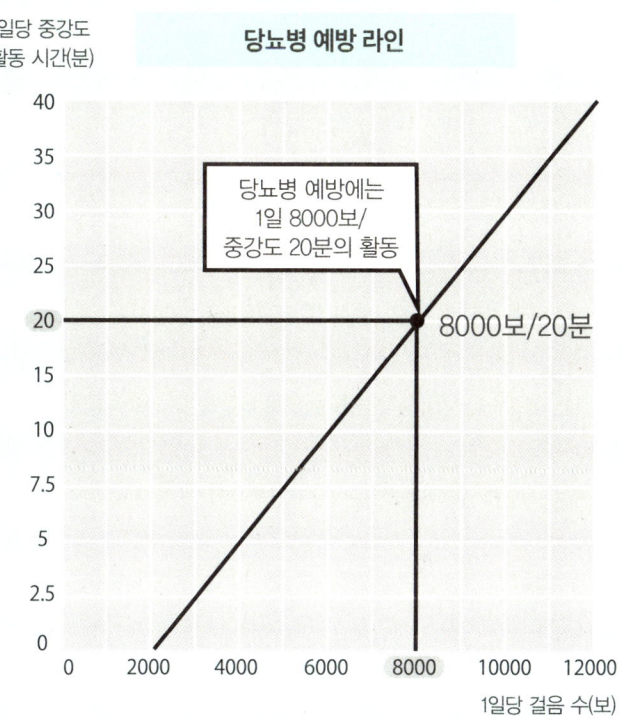

1일당 중강도
활동 시간(분)

당뇨병 예방 라인

당뇨병 예방에는
1일 8000보/
중강도 20분의 활동

8000보/20분

1일당 걸음 수(보)

활동 목표의 기준

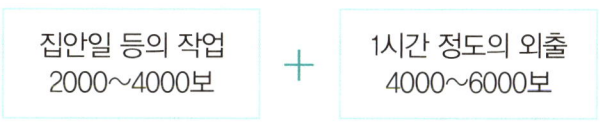

집안일 등의 작업
2000~4000보

+

1시간 정도의 외출
4000~6000보

131

• 대사증후군을 예방하다 •

내장지방형 비만에 고혈당, 고혈압, 고지혈증 중에서 2가지 이상이 동반되면 대사증후군으로 진단받습니다. 이를 방치하면 생활 습관병인 동맥경화, 심근경색, 뇌졸중, 당뇨병 등의 발병으로 이어집니다.

2007년부터 2010년까지 실시한 국민건강영양조사의 결과에 따르면 30세 이상의 성인 3명 중 1명이 대사증후군을 앓고 있다고 합니다. 나카노조 연구에 의하면 '1일 1만 보/중강도 활동 30분' 이상을 실천하는 사람들 중에서 대사증후군 증상을 보인 경우는 거의 없었습니다. 단, 이것은 75세 미만의 데이터입니다. 75세 이상으로 제한하면 '1일 8000보/중강도 활동 20분'을 넘었을 때 대부분 증상이 보이지 않았습니다.

대사증후군이 염려스럽다면 연령에 맞춰 신체 활동량을 조절해보기를 바랍니다.

대사증후군을 예방하기 위한 활동 목표

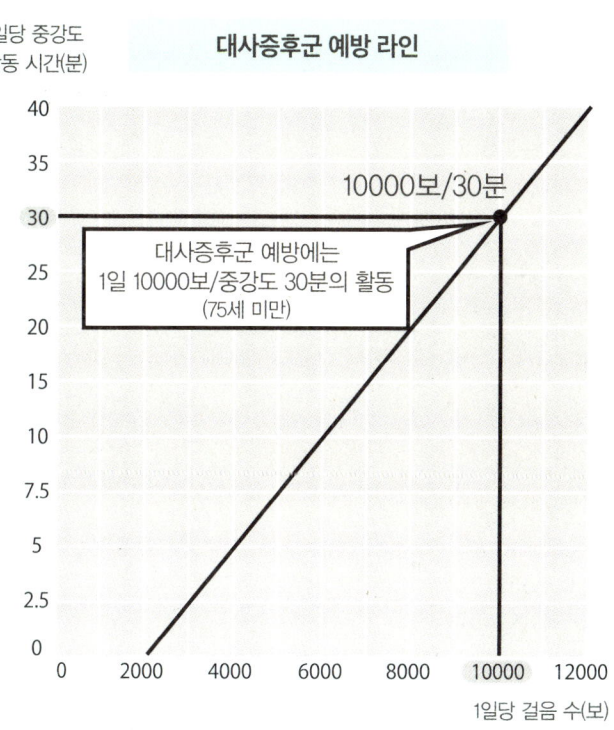

1일당 중강도
활동 시간(분)

대사증후군 예방 라인

10000보/30분

대사증후군 예방에는
1일 10000보/중강도 30분의 활동
(75세 미만)

1일당 걸음 수(보)

활동 목표의 기준

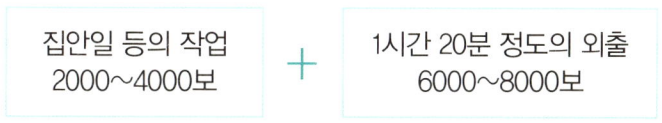

| 집안일 등의 작업
2000~4000보 | + | 1시간 20분 정도의 외출
6000~8000보 |

대부분 차로 이동하는데도
비만 해결!

　트럭 운전을 하는 남성 K 씨. 근무처를 거점으로 식료품을 싣고서 북쪽 끝에서 남쪽 끝까지 달리고 있습니다. 그는 밤새도록 운전하는 일이 많았고, 휴게소에서 선잠을 자는 것이 당연한 생활이 되어 있었습니다.

　그런 K 씨의 고민은 운동 부족. 그도 그럴 것이 짐을 옮겨 실을 때 외에는 대부분의 시간을 운전만 했기 때문입니다. 당연히 몸을 거의 움직이지 않아서 비만 성향을 보였고 혈당치나 혈압 수치도 높았습니다. 이것은 비단 K 씨뿐만이 아닙니다. 이러한 근무 환경에 놓인 많은 운전

기사가 운동 부족이나 비만 등으로 고민하고 있습니다.

K 씨에게 필자가 추천한 것은 휴게소에서 걷기였습니다. 화장실에서 가장 먼 곳에 트럭을 세우고 휴게소에서 중강도 걷기를 하도록 조언한 것입니다. 잠시 수면을 취한 후에 적당한 운동을 하면 교감신경이 활발해져서 잠기운도 사라집니다.

선잠을 잘 때마다 이러한 운동을 지속한 결과, K 씨는 5킬로그램 감량에 성공했고 혈당과 혈압도 정상 수치까지 떨어졌습니다.

135

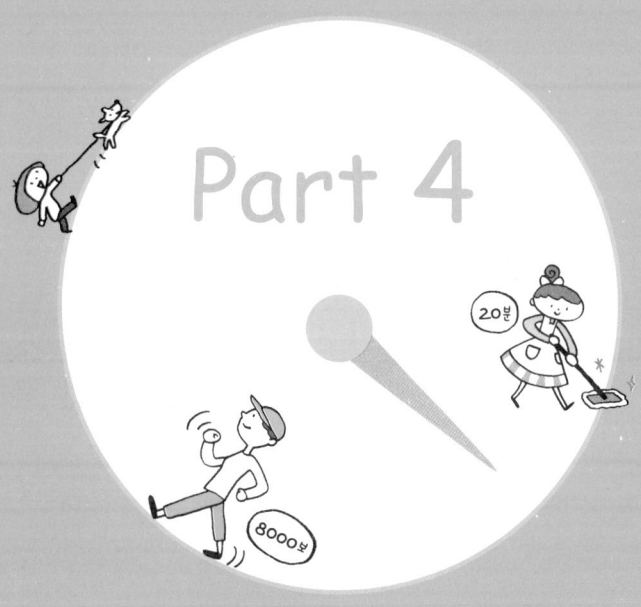

Part 4

만병을 예방하는
기적의
메츠 워킹

우리가 평소에 이것만큼은 걸리고 싶지 않다고 생각하는
질병의 대부분은 이 건강법을 실천하면 피할 수 있습니다.
도전해보겠다는 의욕이 생겼다면 반드시 신체활동계를 착용하고 실천하기를 바랍니다.
의외로 간편하다는 사실을 알 수 있을 것입니다.

1

8000보로
향하는 길은
의외로 가깝다

평소와 같은 생활로
목표의 질반은 달성 가능하다

이 책을 여기까지 읽은 독자라면 메츠 건강법의 진수, 즉 '1일 8000보/중강도 활동 20분'의 효과를 충분히 이해했으리라고 생각합니다. 우리가 평소에 이것만큼은 걸리고 싶지 않다고 생각하는 질병의 대부분은 이 건강법을 실천하면 피할 수 있습니다. 도전해보겠다는 의욕이 생겼다면 반드시 신체활동계를 착용하고 실천하기를 바랍니다. 의외로 간편하다는 사실을 알 수 있을 것입니다.

하지만 다음과 같은 생각에 불안해하는 사람도 있으리라고 생각합니다.

'운동은 지속하기가 힘들어.'

'전업주부니까 집안일을 해야 돼.'

'데스크 업무라서 앉아 있는 일이 많아.'

'바빠서 운동할 시간이 없어.'

'운동할 장소가 마땅치 않아.'

1일 8000보라는 말을 들으면 확실히 버겁게 느끼는 사람도 있을지 모릅니다. 그러나 반드시 운동으로서의 걷기를 할 필요는 없습니다. 일상생활을 하다 보면 집안일이나 출근, 업무만으로도 상당히 걸을 수 있을 테니 말이지요.

예를 들어 부엌일, 세탁, 청소, 쓰레기 버리기 등의 집안일을 하는 동안에도 약 2000~4000보나 걷습니다. 또한 업무로 거래처를 돌거나 가까운 역까지 가면 즉시 수천 보를 걷게 됩니다. 농업과 토목 관계의 일이나 외근 영업직에 종사하고 있으면, 그것만으로도 8000보 가까이 걸을 가능성이 있습니다.

즉, 평소와 같이 생활하는 것만으로도 적어도 목표의 절반에 가까운 걸음 수를 달성할 수 있습니다. 평소에 하는 집안일로 3000보를 걷는다고 합시다. 8000보가 목표라면 남은 것은 5000보입니다. 장을 보거나 병원 등에 가기 위해 1시간 정도 외출한다면 5000보를 걷는 것은 그다지 어렵지 않습니다. 대략적인 수치이지만 '1시간가량의 외출'은 약 4000~6000보에 달합니다.

따라서 '집안일'과 '외출'로도 1일 8000보를 걷는 것은 충분히 가능합니다.

상하 움직임을
조금은 의식하자

하지만 잊어서는 안 되는 것이 있습니다. 8000보 중에 20분 정도의 중강도 활동이 포함되어 있지 않으면 건강 유지와 증진, 질병의 예방으로 이어지기는 상당히 어렵다는 사실입니다.

집안일이나 잡다한 일 중에는 바닥 닦기, 반려견과의 산책, 정원 손질 등과 같이 중강도 활동인 것도 있지만, 대부분이 저강도 활동입니다. 따라서 설거지나 세탁물 널기와 같은 집안일로 4000보를 걸었다고 해도 중강도 활동은 고작 5분 정도밖에 되지 않습니다.

중강도 활동을 20분 확보하겠다고 생각한다면, '1시간 정도의 외출'을 할 때 이따금 메츠 워킹을 의식적으로 실행하는 것

1일 '8000보/20분'을 달성하는 비법

하루에 8000보를 걸으면 중강도 운동은 약 20분에 해당합니다. 만약 지나치게 천천히 걸었다는 생각이 드는 날이 있다면, 조금 멀리 떨어진 마트까지 빨리 걷기나 엘리베이터에 타지 않고 계단으로 오르내리기와 같은 아이디어를 내서 중강도 운동을 늘려보세요.

예① 전업주부일 때

집안일(청소, 세탁 등)로 2000~4000보 (※중강도 활동 5분 포함)	1시간 정도의 외출(장보기 등)로 4000~6000보 (※중강도 활동 15~20분 포함)

예② 직장인일 때

왕복 2시간 정도의 출퇴근으로 4000~5000보 (지하철에서는 서 있는 것이 기본)	30분 정도의 걷기 (점심시간에 걷기 등)로 3000~4000보 (멀리 있는 식당까지 가보기 등)

예③ 퇴직자일 때

40분 정도의 산책 (반려견과의 산책 등)으로 3000~5000보	텃밭 가꾸기, 정원 손질 등으로 3000~5000보

이 필요합니다. 1시간가량의 외출로 4000~6000보를 걸으면, 보통 약 15~20분의 빨리 걷기(중강도 활동)가 포함되어 있습니다.

어떤가요?

'8000보/20분'이라는 기준이 낮아진 느낌이 들지 않나요?

방법이나 목표는 다양하지만, 결과적으로 중강도로 몸을 움직일 수 있다면 무엇이든 괜찮습니다. 좋아하는 스포츠가 있다면 그것을 하는 것만으로도 8000보/20분은 금방 달성할 수 있을 것입니다. 가족이나 친구와 여행을 가거나, 차 모임이나 문화생활, 서클 활동에 참여해도 좋겠지요.

평범한 걷기를
메츠 워킹으로 만드는 포인트

메츠 워킹을 실천할 때의 포인트는 무척 간단합니다. 다음에 소개하는 2가지만 의식하면 충분합니다.

단 2가지 포인트로 메츠 워킹이 완성

포인트 1
평소보다 속도를 조금 높여서 걷는다.

포인트 2
평소보다 보폭을 10센티미터 늘려서 걷는다.

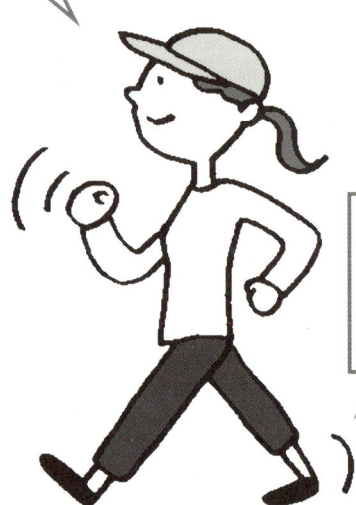

포인트 1 평소보다 속도를 조금 높여서 걷는다.

포인트 2 평소보다 보폭을 10센티미터 늘려서 걷는다.

이 포인트를 의식하는 것만으로도 자연스레 등이 꼿꼿해지고 가슴을 펴고 팔을 크게 흔들며 걷게 되어 중강도 활동이 됩니다. 또한 발끝을 들고 발뒤꿈치부터 바닥에 닿으면 넘어지는 위험을 예방할 수 있습니다. 특히 고령이 될수록 걷는 자세가 나빠지므로 바른 자세를 하고 가슴을 펴고 걷는 것은 아주 중요합니다.

실제로 측정한 8000보/20분
주부 M 씨의 예

올해로 45세를 맞이한 전업주부 M 씨에게는 한창 일할 때인 남편과 중고등학생인 두 자녀가 있습니다. 최근에 그녀는 남편과 함께 고혈압을 걱정하고 있었다고 합니다.

M 씨의 전형적인 하루를 살펴봅시다.

- 아침 6시에 기상
- 출근하는 남편과 등교하는 아이들을 위해 아침 식사 준비
- 세 사람을 배웅한 후 아침 식사와 설거지
- 오전에 세탁물 널기
- 점심 식사와 설거지
- 거실에 청소기 돌리기
- 간식을 먹으며 텔레비전 보기
- 세탁물 걷기
- 차로 아이들을 학원까지 바래다주고 마트에서 저녁 장보기
- 저녁 식사 준비 후 차로 학원까지 아이들 마중
- 귀가한 남편과 아이들과 저녁 식사 후 설거지
- 목욕
- 자정 무렵에 취침

어떤가요? 전업주부에게 이러한 하루는 의외로 흔한 생활
패턴일지도 모릅니다. 집안일이며 육아에 정신없이 바쁘지요.

M 씨에게 실제로 신체활동계를 달게 하여 이러한 생활로 어느 정도의 걸음 수와 중강도 운동이 나오는지 알아보았습니다. 그러자 '5000보/중강도 활동 10분'이라는 결과가 나왔습니다.

이는 '8000보/20분'에 비해 무척이나 부족합니다. 그리하여 필자는 다음과 같은 제안을 했습니다.

- 거실에 청소기 돌리기 ← 걸레질도 추가한다.
- 간식을 먹으며 텔레비전 보기 ← 가끔은 백화점 등에서 아이쇼핑을 즐긴다.
- 차로 아이들을 학원까지 바래다주고 마트에서 저녁 장보기 ← 멀리 있는 마트까지 걸어서 장을 보러 가고 무거운 물건만 근처에서 산다.

오후에는 비교적 여유가 있을 듯했기에, 기분전환도 겸하여 그 시간에 장보기를 먼저 마치자고 제안했습니다. 교외에 사는 M 씨에게 아이쇼핑을 추천한 이유는, 집에서 목적지까지의 이동 거리가 40킬로미터 이내일 때 그에 비례하여 활동량이 증가한다는 사실이 데이터로 뒷받침되어 있었기 때문입니다.

교외에서 도심 백화점에 지하철로 찾아가는 것만으로도 활동량이 상당합니다(단, 이동 거리가 40킬로미터를 넘으면 이동만으로 하루가 끝나기 때문에 주의가 필요합니다).

반년 후에 M 씨를 만났을 때 깜짝 놀랐습니다. 6킬로그램을 감량하고 허리도 5센티미터가 줄어든 M 씨는 날씬해져서 다른 사람 같았습니다. 혈압도 정상치가 되어 표정도 생기로워 보였습니다. 신체활동계를 살펴보자 '9000보/중강도 활동 25분'을 달성하기 위해 상당히 노력한 흔적이 보였습니다.

우선 바닥 걸레질을 추가한 M 씨는 집이 깨끗해진 덕분에 남편으로부터 칭찬을 받았다고 합니다. 그러자 그녀는 기분이 좋아져서 다른 공간의 바닥도 말끔히 닦았다고 합니다. 또한 걸어서 마트 몇 군데를 옮겨 다니며 더욱 값싼 식재료를 구입할 수 있었기에 비용 절약으로 이어졌다고 합니다. 그리고 평소와 다른 재료를 손에 넣을 수 있어서 식단도 늘어나 가족이 기뻐했다고 합니다. 더 나아가 집이 깨끗해진 보답으로 아이 쇼핑을 하다가 마음에 들었던 신발을 남편이 선물해주었다고 합니다.

M 씨의 경우 메츠 건강법으로 아름답고 건강한 몸을 손에 넣은 것뿐만 아니라, 멋진 선물도 몇 가지 따라왔기에 대성공이라고 할 수 있습니다. 이처럼 '집안일+외출'에 작은 아이디어를 더하면 특별한 운동을 하지 않아도 주부도 간단히 '8000보/중강도 활동 20분'을 달성할 수 있습니다.

이 책에서는 일상생활 중에 건강한 몸 만들기를 실현하는 것을 가장 중시하고 있습니다. 물론 여유가 있는 사람이나 스포츠를 즐기는 사람은 다양한 운동을 생활에 도입해도 좋습니다. 최종 목표는 '8000보/20분'의 신체 활동을 달성하는 것이기 때문입니다.

업무 사이에
중강도 활동을 도입하자

한창 왕성하게 일하는 회사원 중에는 업무가 바빠서 매일 집과 직장을 왕복하다 보면 하루가 끝난다고 하는 사람도 있을 것입니다. 확실히 평일에는 산책과 같이 시간을 일부러 내는 것은 어려우리라고 생각합니다. 그러나 집과 직장을 왕복한다면 작은 아이디어로 8000보/20분을 실현할 수 있습니다. 노화를 방지한다고 생각하며 걷기를 바랍니다.

예를 들어 어느 50대 회사원이 집에서 열 정거장 떨어진 직장까지 지하철로 출퇴근하고 있다고 합시다. 집도 회사도 역에서 가깝기 때문에 이 회사원은 출근 전과 퇴근 후에 역 한 정거장을 걷는 것을 습관으로 하고 있었습니다. 이때, 한 정거장을 걸으면 20분 정도 걸리므로 출퇴근만으로 40분(약 4000보)을 확보할 수 있습니다.

영업을 비롯한 외근이 많을 경우에는 이동 중에 가능한 한 긴 거리를 걸으면 쉽게 8000보를 달성할 수 있습니다. 다만, 내근이라서 외출이 드물고 책상에 앉아서 처리하는 업무가 많을 때는 아무래도 움직이는 일이 적을 것입니다. 이러한 경우에 '8000보/20분'을 목표로 하려면 다음과 같은 방법을 생각할 수 있습니다.

- 회사 내에서 이동할 때는 계단을 이용한다.
- 내선 전화를 사용하지 않고 직접 전하러 간다.
- 앉아만 있지 않도록 일이 있을 때마다 가능한 한 의식적으로 움직인다.
- 걷거나 자전거를 타고 출퇴근한다.

점심시간에 밖으로 식사를 하러 간다면 회사 근처가 아니라 시간이 허용하는 한 조금 떨어진 장소에 가는 것도 한 가지 방법입니다. 이러한 사항은 업무 환경에도 좌우되므로 자신에게 맞는 효과적인 운동법을 생각해보기 바랍니다. 또한 출퇴근 중이나 업무 중에 걸을 때는 메츠 워킹을 의식해서 실행하도록 합시다.

회사원 F 씨의 예

이번에는 회사원 F 씨의 경우를 살펴보겠습니다. 영업 사원인 F 씨는 올해로 50세를 맞이했습니다. 부장 직책을 맡고 있어서인지 최근에는 외근이 거의 없고 회사 내에서 회의나 서류 업무만 하고 있습니다. 사교성이 좋고 먹고 마시기를 굉장히 즐기는 F 씨는 최근 복부비만 체형이 신경 쓰였습니다. 건강검진에서도 몇 개의 항목에 정밀 검사가 필요하다는 판정이 나왔습니다. 부친이 당뇨병으로 세상을 떠났기 때문에 F 씨는 조금 걱정이 되었습니다.

그렇다면 F 씨는 어떤 하루를 보내고 있을까요? 함께 살펴봅시다.

- 아침 6시 30분에 기상
- 아침 식사 후 출근 준비
- 역까지 자전거로 5분, 회사까지 지하철로 40분 정도 걸려서 출근(앉기

위해 첫차를 탄다)

- 졸음을 쫓기 위해 출근 중에 카페라테 구입

- 오전에는 계속 회의

- 점심 식사

- 오후에도 주로 전반은 회의, 후반은 서류 업무

- 지하철로 40분 걸려서 귀가(앉을 수 있을 때까지 선다), 역에서 집까지
  는 자전거

- 저녁 식사

- 목욕

- 목욕 후에 맥주

- 0시 30분 무렵에 취침

참고로 휴일에는 집에서 축구 경기를 보며 느긋한 시간을
보냅니다. 또한 해외 축구 경기 생중계를 보기 위해 밤을 새
우며 맥주를 마시거나 출출하면 컵라면을 먹기도 한다고 합니
다. 책상에 앉아서 처리하는 업무가 중심이기 때문에 아무래
도 운동이 부족하기 쉬우므로, 이 시점에서 '1일 4500보/중강

바쁜 회사원이라도 달성할 수 있는 7가지 비결

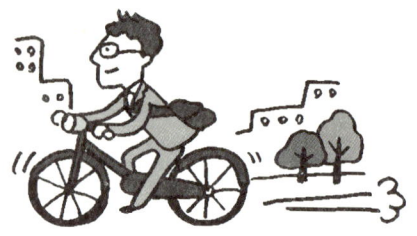

① 근무 중에는 메츠 워킹을 의식적으로 실행한다.

② 지하철에서는 앉지 않는다.

③ 이동할 때는 계단을 이용한다.

④ 점심은 먼 곳까지 나가서 먹는다.

⑤ 한 정거장 앞에서 내려 회사까지 빨리 걸어서 출근한다.

⑥ 걷거나 자전거를 타고 출퇴근한다.

⑦ 평일에 달성하지 못해도 낙담하지 않는다.
　　주말에 보충하면 된다는 마음가짐으로 임한다.

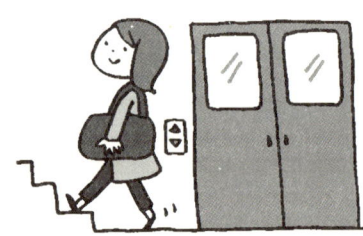

도 활동 5분'으로는 당뇨병에 걸리지 않을까 염려스러울 수밖에 없습니다. 매일의 생활에 개선할 수 있는 부분이 있었기 때문에 필자는 이러한 조언을 했습니다.

- 역까지 자전거로 5분, 회사까지 지하철로 40분 정도 걸려서 출근(앉기 위해 첫차를 탄다) ← 걸어서 15분이지만 역까지 메츠 워킹을 한다. 좌석에는 앉지 않는다.
- 지하철로 40분 걸려서 귀가(앉을 수 있을 때까지 선다), 역에서 집까지는 자전거 ← 귀가할 때도 가능한 한 앉지 않고 메츠 워킹으로 돌아온다.

또한 엘리베이터를 이용하지 않고 계단으로 이동하고 점심은 떨어진 곳까지 먹으러 가는 것 등도 제안했습니다. 그리고 평일에 움직이지 않는 만큼 휴일에 시간을 헛되이 보내지 말고 경기장에 축구 경기를 보러 가기를 제안했습니다. 처음에는 마지못해하던 F 씨도 점차 익숙해져 가는 듯했습니다. 그리하여 몸 상태도 조금씩 좋아졌습니다.

휴일 활동에는 좋은 점이 있었습니다. 경기장에서 시합이 매번 열리지는 않기 때문에 F 씨는 메츠 워킹을 하며 옆 동네 코트에서 열리는 아들의 풋살 시합을 보러 가기도 했습니다. 때마침 그곳에서 지도하던 코치가 학창 시절 같은 반 친구였고 두 사람은 오래간만에 즐겁게 대화를 나누었습니다. 그는 친구에게 시니어 팀 입부를 제안받았습니다.

이런 몸으로는 달릴 수 없다고 마음을 굳게 먹은 F 씨는 취미로 풋살을 하기 위해 가벼운 운동부터 시작하기로 마음을 먹었습니다. 그 후 어디를 가든 걸어서 가게 되었고 더 나아가서는 자전거 출퇴근이 유행이라는 말을 우연히 듣고 속도를 낼 수 있는 타입인 자전거를 구입하여 가끔 자전거로 출퇴근까지 하기에 이르렀습니다.

7개월 후에는 무려 10킬로그램이나 체중 감량에 성공했습니다. 게다가 건강검진 결과도 모두 A라는 눈부신 결과가 나왔습니다. 이때 신체활동계는 8000보/25분. 건강 그 자체의 수치입니다. 취미인 풋살도 연장자끼리 하므로 부담스럽지 않

앉기에 휴일을 더욱 즐겁게 보낼 수 있었습니다. 지금은 예전
에 입던 옷의 허리가 헐렁헐렁해져서 입을 수 없다는 것이 유
일한 고민이라고 합니다.

60세 이상의 고령자는 우선 5000보/7.5분을 목표로 하자

'1일 8000보/중강도 활동 20분'이 장수 유전자의 스위치를 켠
다는 이야기를 했지만, 지금까지 설명한 것처럼 그것을 달성
하는 일은 결코 어렵지 않습니다. 집안일이나 외출, 업무 등의
일상생활을 하면서도 조금만 신경을 쓰면 충분히 할 수 있는
수치입니다.

그러나 '1일 8000보/중강도 활동 20분'은 어디까지나 이상
적인 수치입니다. 여러분 중에는 고령이라서 체력이 아주 낮
은 사람이나 퇴원 직후라서 몸을 충분히 움직일 수 없는 사람
도 분명 있으리라고 생각합니다. 이러한 경우에는 현실적으로

'1일 8000보/중강도 활동 20분'을 실천하기란 매우 어려운 일입니다.

'1일 8000보/중강도 활동 20분'을 달성하기가 어렵다면 우선 집에만 있지 않는 것이 첫 번째 목표입니다. 즉, '1일 4000보/중강도 활동 5분' 이상의 신체 활동을 하면 은둔이나 비자립과 같은 심각한 사태를 피할 수 있습니다. 이 목표에 도달한다면 건강함을 기준으로 100점 만점에 60점이라고 할 수 있습니다.

제1의 목표를 달성하면 다음으로 제2의 목표인 '1일 5000보/중강도 활동 7.5분'을 목표로 삼아봅시다. '1일 5000보/중강도 활동 7.5분'인 이유는 뇌경색이나 뇌출혈, 심근경색 등의 생사와 직결된 질병을 예방할 수 있는 기준이기 때문입니다. 조바심을 내지 말고 하나씩 달성해가면 몸이 점점 익숙해져서 고령자라도 다음 단계로 나아갈 수 있을 것입니다.

고령자 J 씨의 예

다음으로 소개하는 사람은 73세의 여성 J 씨입니다. J 씨는 남편을 잃고 혼자 살고 있습니다. 어느 날 J 씨는 계단에서 굴러 고관절에 골절상을 입었습니다. 한 달간 입원 후 무사히 퇴원했지만, 골절에 의한 후유증과 체력 저하로 집에서 거의 틀어박혀 지내는 상태가 되었습니다.

그렇다면 J 씨가 하루를 어떻게 보내는지 살펴봅시다.

- 아침 5시에 기상
- 불단 청소를 하고 공양을 한다
- 아침 식사
- 화단에 물주기
- 방 청소(로봇 청소기)
- 점심 식사
- 취미인 뜨개질이나 인형 만들기
- 텔레비전 보기

- 도시락이나 식재료 등 생활에 필요한 물품 배달해 받기

- 저녁 식사

- 입욕

- 22시에 취침

근처에 사는 딸이 J 씨의 건강을 염려하여 이따금 찾아와서 세탁물을 정리해주고 있습니다. 게다가 딸이 로봇 청소기를 선물했기에 J 씨는 집안일 대부분에 손을 놓은 상태입니다. 이때의 하루 활동량은 2000보 정도라고 추정됩니다.

몸이 약해져서 우울증에 걸리거나 병석에 누울 것을 염려한 필자는 J 씨에게 이렇게 제안했습니다.

- 방 청소(로봇 청소기) ← 자잘한 걸레질은 직접 한다.

- 취미인 뜨개질이나 인형 만들기 ← 15분 정도 걸어 딸 부부의 집에 가서 손주와 함께 인형을 만든다.

- 도시락이나 식재료 등 생활에 필요한 물품 배달해 받기 ← 가벼운 물건은 직접 사러 간다.

J 씨는 다친 충격으로 낙담하고 있었지만, 어느 날부터 갑자기 기운을 차렸습니다. 아무래도 고령자가 골절상을 입고 병석에 눕게 되는 과정을 다큐멘터리로 보고 자신을 비추어본 듯했습니다. 그리고 J 씨는 손주가 성장하는 모습이 보고 싶고 병석에 누워 있는 것만큼은 사양하겠다는 결의를 다졌습니다. 더 나아가 신체활동계를 착용한 후에는 효과(숫자)가 눈에 보이므로 몸을 움직이는 계기가 된 듯했습니다. 또한 걷기에 대한 생각이 달라져서 집안일 외에 30~40분 정도 산책이나 나들이를 하게 되어 외출만으로도 꾸준히 3000보는 걸을 수 있게 되었습니다.

　그리하여 J 씨는 '집안일(2000보)+30~40분의 산책이나 외출(3000보)'로 '1일 5000보/중강도 활동 7.5분'의 생활을 실현할 수 있게 되었습니다. 그 후 J 씨는 큰 병에 걸리는 일도 없었고 나들이를 할 기회도 늘었습니다. 이다음에는 외출 거리를 더욱 늘려서 예전에 남편과 자주 다니던 오페라를 보러 가는 것이 목표라고 합니다.

이처럼 고령자일 경우, 몸이 약해서 '1일 8000보/중강도 활동 20분'을 실현하기 힘들다면 우선은 '1일 5000보/중강도 활동 7.5분'의 생활을 목표로 해봅시다. 그리고 자신의 페이스로 목표를 차례차례 달성해나가면 건강을 유지하고 증진시킬 수 있을 것입니다.

고령자가 지나치게 무리하는 것은 금물

특히 고령자는 건강을 유지하고 위독한 증상을 예방하는 것을 목표로
시작해보세요. 지나치게 열심히 해서 병을 얻게 되면 의미가 없습니다.
아무쪼록 무리하는 것은 금물입니다.

지나치게
열심히 하면…

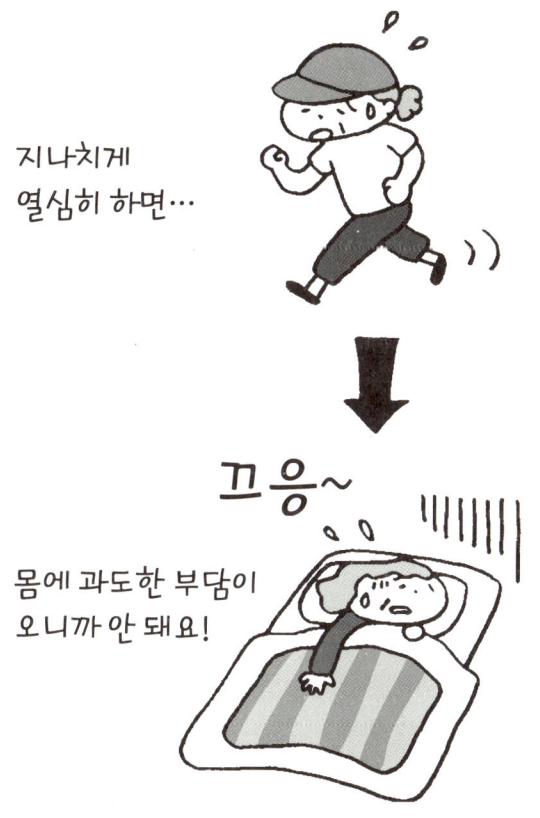

끄응~

몸에 과도한 부담이
오니까 안 돼요!

2

주말만 해도,
쉬엄쉬엄해도
충분하다

주말만이라도 괜찮다!
그렇기에 지속할 수 있다

'1일 8000보'를 목표로 했을 때 매일 달성해야 한다는 생각에 지나치게 노력하는 사람도 있을 것입니다. 물론 매일 꾸준히 '8000보/20분'을 실현할 수 있다면 더할 나위 없겠지요. 그러나 그런 성실한 사람일수록 지나치게 몰두해서 비가 오거나 눈이 오거나 몸 상태가 좋지 않아도 무조건 8000보를 달성해야 한다고 자신을 몰아댑니다.

대부분의 사람들은 비가 오는 날이나 매섭게 추운 날에 일부러 밖에 나가서 걷고 싶지는 않을 것입니다. 괴롭고 하기 싫은 감정을 끌어안고 운동을 하면 오래 지속할 수가 없습니다. 어느 날 부득이한 사정으로 목표를 달성하지 못한 충격에 전부 헛수고라며 낙담할 가능성도 있습니다.

괜찮습니다. 어깨에 들어간 힘을 조금 더 빼도록 합시다.

1주일간 '8000보/20분'을 달성하지 못했다고 해서 건강이 바로 상하는 일은 없습니다. 몸 상태가 좋지 않거나 날씨가 나쁜 날에는 과감히 게으름을 부립시다.

어디까지나 '1년간의 평균'으로 목표를 달성하면 됩니다. 애초에 건강관리는 장거리 달리기를 한다는 개념으로 생각해야 합니다. 그러므로 달성하지 못한 분량은 주말에 열심히 해서 되찾겠다는 마음가짐으로 바꿔보기를 바랍니다.

게으름을 부려도 만회할 수 있다

평일에는 거의 밤샘 근무를 하고 주말에 12시간을 몰아서 자는 생활을 지속하면 건강을 해칩니다. 이처럼 잠은 미리 보충할 수 없습니다. 하지만 운동은 어째서 게으름을 부려도 만회할 수 있을까요?

그 답은 우리의 '활동 주기(행동 패턴)'에 있습니다. 우리가 하는 활동에는 3가지 주기가 있습니다.

첫 번째는 2~3일의 주기로 나타나는 '외출 사이클'입니다.

사람은 매일 같은 장소에 간다고 단정 지을 수 없습니다. 예를 들어 전업주부일 경우에도 장보기나 통원 치료받기, 주부교실에 다니기 등은 2~3일에 한 번 정도입니다. 이처럼 2~3일에 한 번 정도의 주기로 '평소와 다른 목적지'가 나타나는 것이 '외출 사이클'입니다.

두 번째는 1주일의 주기로 나타나는 '요일 사이클'입니다.

예를 들어 회사원의 경우 평일인 월요일부터 금요일까지는 업무를 처리하고 주말에는 휴식을 취합니다. 그러므로 회사원의 평일과 주말은 라이프스타일도 시간의 사용법도 다릅니다. 이처럼 1주일의 대략적인 행동 패턴을 나타내는 것이 '요일 사이클'입니다.

세 번째는 3개월의 주기로 나타나는 '기후 사이클'입니다.

일본과 마찬가지로 한국은 3개월마다 봄, 여름, 가을, 겨울로 계절이 바뀝니다. 그리고 기후에 따라 행동 패턴도 당연히 달라집니다. 눈이 내리는 추운 겨울날에 외출하는 사람은 적을 것입니다.

또한 우리의 행동은 생활하는 장소에도 영향을 받습니다. 비교적 고위도에 위치한 마을이나 산간부에서는 봄에는 '9000 보/25분', 여름에는 '8000보/15분', 가을에는 '9000보/30분', 겨울에는 '6000보/10분'이라는 활동 데이터가 나옵니다. 위도 가 낮은 온난한 지역과 비교하면 계절에 따라 활동량의 변동 이 커집니다. 애초에 매일 일정한 페이스로 '8000보/20분'을 실현하는 것은 무척이나 어려운 일입니다.

오늘만큼은 게으름을 부리고 싶다거나 여름에는 그다지 움 직이고 싶지 않은 기분이 드는 것은 필자 또한 충분히 이해합 니다. 그렇기에 필자가 제안하는 '메츠 건강법'인 '8000보/20 분'을 매일 반드시 실행하지 않아도 괜찮습니다. 일정한 기간 내에 실행한 걸음 수와 중강도 활동 시간에 각각 평균을 냈을 때 목표치에 도달하면 충분합니다.

3가지 활동 주기에 맞추면
충분하다

예를 들어 '8000보/20분'을 목표로 삼은 사람이 어느 날 태풍
이 불어서 외출을 전혀 하지 못했다고 합시다. 이때 이 사람은
'4000보/5분'밖에 활동하지 못했다고 하더라도 그만두고 싶다
며 우울해할 필요가 전혀 없습니다.

태풍이 지나고 맑게 갠 이튿날에 '1만 2000보/40분'을 운동
하면 됩니다. 그리하면 이틀간의 평균은 '8000보/20분 이상'
이 됩니다. 또는 두 번째 날에 '1만 보/30분', 세 번째 날에도
'1만 보/30분'을 실행한다면 사흘간의 평균으로 '8000보/20분'
의 목표를 달성할 수 있습니다.

예를 하나 더 살펴봅시다. 회사원 T 씨는 월요일부터 금요
일까지는 업무를 우선시하므로 5일간의 평균이 '7000보/15
분'이었습니다. 하지만 토요일에 공원으로 산책을 나가서 '1만
보/30분', 일요일에 교외에 있는 쇼핑센터로 가족과 함께 외출
해서 '1만 1000보/35분'을 활동했습니다. 즉, T 씨는 주말 보

행자가 되어 평일에 부족한 활동량을 보충해나갔습니다.

이처럼 2~3일로 조절할 수 없을 경우에는 1주일 단위로 조절하면 됩니다. 오늘은 목표치를 달성하지 못했다고 일일이 비관할 필요가 없습니다.

계절의 주기도 이와 마찬가지로 3개월의 단위 내에서 조절하면 문제없습니다. 일반적으로 추위가 매서운 겨울에는 집에 틀어박혀 지내는 경우가 많기 때문에 전체 걸음 수가 감소하는 경향이 있습니다. 또한 겨울은 심혈관계 질환의 발병률이나 사망률이 증가하는 계절이기도 합니다. 한편 무더운 여름에는 낮이 길어서 야외에서 걸어 다니는 시간이 많아지므로 걸음 수가 급격하게 떨어지지는 않지만, 기온이 높기 때문에 행동성 체온조절 기능이 작용하여 중강도 활동 시간이 짧아지는 경향이 있습니다.

그러한 점에서 봄과 가을은 활동하기 좋은 기후이므로 걸음 수도 중강도 활동 시간도 많아지기 쉬운 계절입니다. 특히 기후가 온화한 10월부터 11월까지는 다른 시기와 비교했을 때 중강도 활동이 늘어나는 경향이 있습니다. 따라서 여름과 겨울에는 가능한 한 무리하지 않도록 하고, 봄과 가을에 조금 더 많이 활동하도록 스스로 조절해도 좋습니다.

위쪽 지방과 같이 추위와 더위의 차이가 큰 지역에서는 계절에 따라 가감해도 좋습니다. '1일 평균 8000보/20분'을 목표로 하는 경우에는 기후가 온화한 봄과 가을에 나가서 걷고, 여름과 겨울에는 자제한다는 마음가짐으로 편하게 생각하면 됩니다.

중요한 것은 어디까지나 생활의 일부로 메츠 건강법을 의식적으로 지속하는 것입니다. 어떤 건강법도 유지하지 않으면 의미가 없기 때문입니다. 그러기 위해서는 8000보/20분을 매일 반드시 달성하겠다고 무리하지 않는 것이 무척이나 중요합니다.

'오늘은 목표를 달성하지 못했지만 내일이 있잖아.'

'평일에는 거의 움직이지 못했으니 주말에 열심히 해야지.'

'활동량만 맞추면 되겠지.'

이러한 마음가짐으로 임하는 것이 오랫동안 지속할 수 있는

비결입니다.

외출하기 좋은 날에 많이 걷자

추운 겨울이나 무더운 여름에는 야외활동을 하기가 쉽지 않습니다. 그러므로 걷기 좋은 봄과 가을에 중강도 활동을 보충하여 1년에 걸쳐 목표를 달성해나갑니다. 따뜻한 계절에 나가서 걷도록 하되, 춥거나 날씨가 나쁜 날에는 적게 걸어도 좋습니다.

무조건 매일 '8000보/중강도 운동 20분'을 해야 한다고 무리하지 않도록 합니다. 중요한 것은 생활 속에서 메츠 건강법을 실행하는 것입니다. 날씨, 상황, 상태에 따라 적절히 조절하여 메츠 건강법을 꾸준히 유지하도록 합시다.

달성하기 쉬운 계절별 목표량의 예

봄   8500~9000보 / 20~25분
여름 8000~8500보 / 15~20분
가을 8500~9000보 / 25~30분
겨울 6000~6500보 / 10~15분

3

8000보/20분을
무리 없이 효과적으로
지속하는 비결

2000보씩 늘리면
8000보가 실현 가능하다

반복해서 말하지만, 건강을 유지하고 질병을 예방하려면 '1일 평균 8000보/중강도 활동 20분'이 이상적입니다. 만약 이 책을 읽고 있는 여러분이 현재 이 조건을 달성하고 있다면 기본적으로 다른 운동은 하지 않아도 괜찮다고 생각합니다. 그렇다면 이 조건을 충족시키고 있지 않은 독자는 어떻게 하면 좋을까요?

'1일 8000보/중강도 활동 20분'이 최종 목표이지만, 느닷없이 처음부터 '8000보/20분'을 목표로 할 필요는 없습니다. 이것은 다이어트를 할 때의 심리와 동일합니다. '한 달에 5킬로그램을 빼겠다!'와 같이 무모한 계획을 세우면, 대부분 도중에 무리라며 포기하거나 요요현상을 초래하는 경우도 적지 않습니다. 다이어트를 하기 전보다 건강을 해치면 본전도 찾지 못하게 되지요.

예를 들어 7000보를 걷는 것이 습관인 사람이 8000보를 걷기란 그다지 어렵지 않습니다. 보폭이 70센티미터인 여성이라면 350미터 앞의 편의점을 왕복하는 것만으로도 이미 1000보를 달성할 수 있습니다.

이처럼 일상생활 속에서 가능한 한 걷기에 신경 쓰는 것만으로도 1000보 정도는 무난하게 더할 수 있습니다. 그렇다면 평소에 1일 평균 3000보를 걷는 사람이 이튿날부터 매일 8000보를 목표로 하는 것은 어떨까요?

느닷없이 5000보를 더하는 것은 생각만으로도 알 수 있듯이 지극히 어려운 일입니다. 열심히 하면 며칠 정도는 달성할 수 있을지도 모르지만, 결국 무리라는 것을 깨닫겠지요. 고령자라면 체력적으로 따라가지 못하는 경우도 있을 것입니다.

이러한 사람은 우선 2000보를 늘리는 것부터 시작해보세요. 1일 6000보 미만인 사람은 '2000보/중강도 활동 5분', 1일 6000~1만 보인 사람은 '2000보/중강도 활동 10분'을 기준으로 늘려가는 것입니다.

2000보 정도라면 생활 속에서 조금씩 걷거나 외출이나 산책을 하면 충분히 달성할 수 있는 수치입니다. 앞에서 편의점을 예로 들었던 여성이 700미터 떨어진 마트를 왕복하면 2000보를 더 달성하게 됩니다.

걸음 수를 늘리기 위해 볼일을 만드는 것 또한 괜찮은 방법일지도 모릅니다. 맛있기로 소문난 옆 동네 빵집까지 가보는 등 목적을 가지면 즐겁게 지속할 수 있을 것입니다. 그리고 2000보를 늘려도 피곤하지 않다면 그 수치를 2개월간 지속하는 것입니다. 예를 들어 현재 4000보라면 다음과 같이 걸음 수를 늘려 갑니다.

현재 : 4000보

2000보 더하기 :
한 구역 떨어진 편의점까지 가는 것을 습관으로 삼자.

2개월 후 : 6000보

2000보 더하기 :
자전거로 가는 장소를 걸어서 가자.

4개월 후 : 8000보

앞에서 설명했지만 현재 걸음 수보다 2000보 늘려서 2개월을 보내면 건강 장수 유전자의 스위치가 들어옵니다. 2000보를 늘리면 지금보다도 다양한 위험(질병)을 피할 수 있게 되는 것이지요.

고령이라서 8000보를 걷기가 어렵다면 우선 2000보 더하기를 목표로 하기를 바랍니다. 그리고 자신의 페이스로 천천히 활동량을 늘려가면 건강에도 확실히 효과가 있을 것입니다.

우선은
외출부터 시작하자

지금까지 메츠 건강법에 대해 소개했지만, 그다지 어렵게 생각할 필요는 없습니다. 어렵고 번거롭고 의무적이라는 생각이 들면 지속하기 힘들므로, 반드시 해야 한다는 강박감에 얽매이지 않기를 바랍니다.

'비싼 영양제를 사지 않아도 되니 돈 벌었다!'

'평소대로 생활했는데 건강해졌어. 스포츠센터에 다니는 비용이 남았으니 행운이야!'

'병원에 다니지 않아도 된 덕분에 의료비가 엄청 줄었어! 그 돈으로 여행이라도 가야지.'

차라리 이런 마음가짐으로 편하고 긍정적으로 생각하기를 바랍니다. 그리고 '8000보/20분'을 실행하기 시작할 때도 쉽게 생각하기를 바랍니다. 가장 중요한 것은 '무엇이 어떻든 간에 우선은 외출하기'입니다. 그것이 건강한 몸을 만드는 첫걸음으로서 무척이나 중요합니다.

프롤로그에서 소개한 나라 현의 '외출 건강법'도 역시 동일한 사고방식이라고 할 수 있습니다. 외출을 하면 자연스럽게 건강해진다는 콘셉트를 내세워 실로 많은 주민의 건강 상태가 개선되었습니다.

나카노조 마을에서 기적을 일궈낼 수 있었던 것도 손쉬움과 간편함이 최대 요인이었으리라고 생각합니다. 일반적으로 어떤 건강법이라도 보통 반년이 지나면 질리는 법입니다. 1년이나 지속하는 사람이 대체 얼마나 될까요? 하지만 나카노조 마을에서는 성별, 체질, 성격도 전혀 다른 사람들이 10년 이상이나 메츠 건강법을 지속해서 건강 상태를 유지하고 있습니다.

망설여진다면 어찌되었든 밖으로 나가봅시다. 밖으로 나갈 기회를 늘리는 것입니다. 그것이야말로 메츠 건강법의 진수입니다. 우선은 거기서부터 시작해보기를 바랍니다.

전신 운동인 메츠 워킹이 가장 효율적이다

이 책은 소위 말하는 걷기에 대한 책이 아닙니다. 하루 24시간의 생활 속에서 '8000보/20분'이라는 목표를 달성하기 위해서라면 어떤 신체 활동이라도 문제가 없기 때문입니다. 한 사람 한 사람의 라이프스타일에 가장 알맞은 형태로 달성할 수 있으면 되기에 반드시 걷기를 해야 한다고는 생각하지 않기를 바랍니다.

따라서 만약 일상생활에서의 집안일이나 외출, 업무 중에 걸음 수나 중강도 활동이 부족하다면 그 외의 운동을 도입하는 것을 고려해도 좋습니다. 다만 가장 간단하고 누구나 바로 시작할 수 있는 방법으로서는 역시 걷기를 추천합니다. 왜냐하면 걷기는 '전신 운동'이기 때문입니다.

에너지를 효율적으로 소비하려면 가능한 한 많은 근육을 동시에 사용하는 전신 운동이 가장 좋습니다. 예를 들어 온몸의 근육을 동시에 움직일 때와 팔 근육만을 사용할 때를 비교하면 전자가 효율적으로 에너지를 소비한다는 것을 상상할 수 있습니다.

만약 팔만으로 동일한 에너지를 소비하려고 한다면, 그만큼 강한 부하를 걸거나 근육을 장시간 사용해야 합니다. 즉, 효율이 상당히 나쁩니다. 그 점에서 전신 운동인 걷기는 하반신은 물론, 팔이나 복근 등 상반신 근육도 사용하여 효율적으로 에너지를 소비할 수 있습니다.

건강을 위해서 자전거를 탄다는 사람이 간혹 있습니다. 자진거도 운동이 되기는 하지만 하반신 중심의 운동이므로 걷기에 비해 효율적이라고는 할 수 없습니다. 물론 그 밖에 수중 운동 등의 전신 운동도 있지만, 인간의 기본 동작이며 누구든 바로 손쉽게 할 수 있는 '걷기'가 일상생활에 가장 적합하다고 생각합니다(걷기는 신발만 있으면 바로 시작할 수 있지만, 수영장이나 헬스장에서 하는 운동이라면 그렇게 되지는 않겠지요).

그런 의미에서 일상생활에서 부족한 운동을 걷기로 보충하는 것을 추천하고 싶습니다. 단, 평범한 걷기가 아닌 메츠 워킹이어야 의미가 있으니 그 점은 유의하기를 바랍니다.

아침 운동은 금물!

아침 일찍 공원에 나갔을 때 걷거나 달리는 사람의 모습을 종종 볼 수 있습니다. 회사원이라면 밤늦게까지 일하는 사람도 있으므로 이른 아침밖에 시간을 낼 수 없는 경우도 있습니다.

반면 정년퇴직자일 경우에는 시간에 여유가 있어서인지, 혹은 일찍 잠이 깨서인지 이른 아침에 운동하는 사람도 적지 않습니다.

그러나 중강도 이상의 신체 활동을 아침에 하는 것은 상당히 위험합니다. 왜냐하면 심근경색이나 뇌경색, 협심증 등의 심혈관계 질병이 가장 많이 발생하는 시간대가 새벽 무렵부터 정오까지, 특히 기상 후 1시간 이내이기 때문입니다. 사람이 사망하는 시각도 이 시간대가 가장 많습니다.

이른 아침에 달리던 중에 갑자기 쓰러져서 돌아올 수 없는 사람이 되었다는 이야기를 주변에서 접한 적이 있습니다. 심지어 아침 일찍 골프를 치다가 죽음을 맞이하는 경우도 많다고 합니다. 이것은 결코 우연이 아니라 필연적으로 일어난 것입니다.

이 배경에는 수면과 각성에 동반되는 자율신경 기능의 변화가 깊이 관련되어 있습니다. 자율신경은 심장 등의 장기를 움직이거나 호르몬 분비를 조절하는 역할을 담당하고 있습니다.

또한 자율신경은 활동 시 활성화되는 교감신경과 휴식 시 활성화되는 부교감신경을 교대로 균형감 있게 작용하도록 하여 활동과 휴식을 효율적으로 조절합니다.

사람이 잠에서 깨어나면 자율신경의 스위치가 부교감신경에서 교감신경으로 바뀌는데, 아침에는 자율신경이 여전히 불안정한 상태이므로 혈압이나 심박 수에 급격한 변화가 일어납니다. 이처럼 몸이 준비되지 않고 혈액이 끈적끈적한 상태에서 중강도 이상의 격렬한 운동을 하면 뇌나 심혈관계에 상당한 부담을 줍니다.

중년층이나 고령층은 특히 주의가 필요합니다. 동맥경화가 진행되는 사람이 일어나자마자 격렬한 운동을 하면 심근경색 등을 일으킬 위험성이 있습니다. 더욱이 겨울철에는 급격한 혈압 상승이나 혈관 수축으로 심근경색이나 뇌경색이 발생할 위험이 높아집니다. 젊은 사람이라도 아침 운동을 할 때는 끈적끈적한 혈액이 조금이나마 원활하게 순환할 수 있도록 반드시 물을 한 잔 마시고 나서 시작하기를 바랍니다.

저녁 운동이
숙면을 부른다

이러한 위험성을 피하기 위해서는 운동하는 시간을 바꾸는 것이 좋습니다. 저녁 무렵에 운동을 하면 몸은 충분히 엔진이 걸린 상태(교감신경이 활성화된 상태)인데다가 양질의 수면을 취할 수 있는 장점도 있습니다.

사람에게는 체온의 주기가 있습니다. 체온은 아침부터 저녁 무렵까지 높아지고, 밤부터 아침까지는 다시 낮아집니다. 사람은 잠들 때 체온의 낙차가 크면 클수록 숙면을 취할 수 있습니다. 따라서 잠자리에 들 때 체온이 높은 사람일수록 잠이 깊이 듭니다. 잠을 자기 시작할 때의 체온이 높으면 수면 중에 체온 저하의 폭이 커져서 푹 잘 수 있는 것이지요. 바꿔 생각해보면 저녁 무렵에 운동을 해서 잠이 들 때의 체온을 높이면 숙면이 가능하다는 사실을 알 수 있습니다.

고령자는 나이가 들면서 체온의 상하 폭이 작아지므로 아침 일찍 잠에서 깨는 경향이 있습니다. 그 결과 만성피로나 불면을 비롯한 다양한 나쁜 상태가 닥쳐오게 됩니다. 따라서 고령이라면 체온 리듬을 정상으로 조절하기 위해서라도 저녁 무렵의 운동을 더욱더 추천합니다.

단, 지나치게 밤늦은 시간, 특히 취침 전의 운동은 삼가길 바랍니다. 밤늦게 중강도 이상의 운동을 하면 교감신경의 작용이 활발해져서 몸이 흥분하여 잠들지 못하게 됩니다.

물론, 이른 아침이나 오전 중에 절대로 운동하지 않는 것이 좋다는 뜻은 아닙니다. 아침에만 시간을 낼 수 있는 사람도 있을 테니 말이지요. 그때는 자신의 몸과 대화를 나누며 무리하지 않는 범위에서 운동하기를 바랍니다. 운동을 했더니 질병에 걸렸다는 비극만큼은 피하고 싶을 테니 말입니다.

신체활동계로
걸음 수를 배로 늘리기

나카노조 연구에서는 500~1000명의 주민들에게 신체활동계를 휴대하게 하여 걸음 수나 중강도 활동 시간 등을 매일 자동 기록했습니다. 신체활동계를 매일 가지고 다니는 일이란 연구 대상자에게 부담이 되므로 당시에는 적극적으로 임해줄까, 하고 속을 태웠지만 의외로 대부분 긍정적인 반응이었습니다.

신체활동계를 가지고 다니면 걸음 수나 활동의 강약(메츠) 등이 액정 화면에 표시됩니다. 이처럼 자신의 매일의 신체 활동 상황이 수치화되어 목표 달성 현황을 알 수 있게 하는 구조를 재미있어 하는 주민의 모습을 많이 보았습니다.

신체활동계를 소지한 사람들의 대부분은 걸음 수나 활동 강도가 신경이 쓰여서 하루에 몇 번이고 수치를 확인했습니다. 그리고 걸음 수나 중강도 활동이 적었다고 느끼면 수치를 늘리기 위해서 외출을 하는 등 의식적으로 걷게 되었습니다. 신체활동계를 휴대함으로써 운동이나 생활 습관에 대한 의식이 긍정적으로 바뀐 사람이 속출했던 것이지요. 영국의 연구 단체는 신체활동계를 소지하면 걸음 수가 늘어난다는 사실을 밝혔습니다. 만약 여러분이 신체활동계를 가지고 있다면, 오늘부터 즉시 휴대해보기를 바랍니다.

'1000보를 더 걸으면 당뇨병을 예방할 수 있겠지.'

'넘어지거나 뼈가 부러지고 몸져눕게 되는 건 무서우니까 외출을 늘리자.'

이 책을 읽은 후에 신체활동계를 휴대하면 이와 같이 건강에 대한 여러분의 의식이 완전히 달라질 것입니다. 아직 가지고 있지 않다면 신체활동계를 구입하는 것을 고려해보기를 바랍니다. 가격 이상의 가치가 있을 것입니다. 미심쩍은 영양제나 고가의 의료 기구를 사는 것과 비교하면 그다지 비싸다고는 할 수 없지 않을까요? 요즘에는 신체활동계(활동량계) 애플리케이션이 개발되어 스마트폰을 활용하는 방법도 있습니다.

앞으로는 자신의 건강을 스스로 지켜야 하는 시대입니다. 고령화와 더불어 의료비 부담의 증가는 피할 수 없을 것입니다. 여러분의 건강과 재산을 지킬 사람은 여러분 자신밖에 없습니다.

일본은 장수 대국인 반면, 누워서 지내는 인구도 많은 나라입니다. 또한 자리보전하는 기간이 세계에서 가장 긴 나라이기도 합니다. 하지만 질병을 예방하고 자신의 다리로 다부지게 걸을 수 있다면 언제까지나 건강하게 살아갈 수 있을 것입니다. 따라서 이 메츠 건강법을 여러분의 건강한 몸 만들기와 풍요로운 생활에 유용하게 활용하기를 바랍니다.

생활 속 아이디어로
암의 재발을 막다!

I 씨는 40대 후반의 전업주부입니다. 그녀는 몇 해 전에 암이 발견되어 수술을 받았습니다. 다행히 초기에 발견했기 때문에 심각한 사태에는 이르지 않았지만, 그 후 I 씨는 중강도 운동을 생활에 도입하게 되었습니다. I 씨는 집안일을 하면서 중강도 운동을 늘렸습니다. 지금까지는 대걸레로 바닥을 청소했지만, 이제는 직접 걸레질을 하기 시작한 것이지요. 또한 청소기를 사용할 때도 본체를 들고서 청소했습니다.

이처럼 저강도 집안일도 아이디어에 따라서는 중강도

집안일이 될 수 있습니다. 더 나아가 I 씨는 정원을 활용하여 예전부터 관심이 있던 정원 손질과 텃밭 가꾸기를 시작했습니다.

이렇게 노력한 보람이 있어서 I 씨는 피부에 윤기가 흐르고 혈색이 좋다는 말을 듣게 되었을 뿐만 아니라, 체중 감량에도 성공하여 건강검진에서도 이상이 발견되지 않게 되었습니다. 또한 의사로부터도 암이 재발할 염려는 없다고 확실한 대답을 들었다고 합니다.

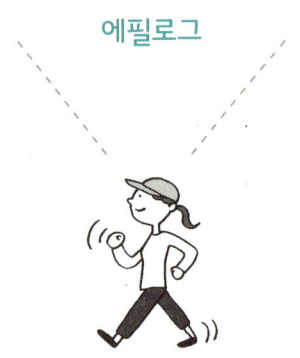

에필로그

필자가 사람의 건강과 운동의 관계에 대해 연구를 시작한 것은 1980년대 후반의 일이었습니다. 거품 경기로 세상이 시끌 벅적한 시기였지요. 너도나도 돈으로 이어지는 화려한 연구를 하고 싶어 했습니다.

당시에는 상당히 소박하다고 여겨졌던 고령자의 건강한 몸만들기에 필자가 착수한 이유는 21세기에 들어서면 고령 사회가 반드시 도래하리라고 확신했기 때문입니다. 그런 가운데 오사카에서 국제 학회가 열렸고, 그곳에서 필자의 인생을 결정지었다고 할 만한 일이 일어났습니다. 그것은 바로 노년학의 권위자인 셰퍼드 박사님과의 만남이었습니다.

셰퍼드 박사님은 제 연구 내용에 흥미를 가지고 논문을 보내달라고 했습니다. 당시 필자가 발표한 것은 '노화를 예방하기 위해서 운동을 시작하는 데 가장 적절한 시기(연령)는 언제일까?'라는 주제였습니다. 여기서부터 본격적인 연구를 시작하게 되었지만, 셰퍼드 박사님이 없었다면 지금의 저도 나카노조의 기적도 없었겠지요.

운동이 건강에 영향을 끼친다는 것은 당시에도 이미 명확하게 밝혀진 사실이었습니다. 단지 운동을 하면 좋다는 것이 아니라, '스포츠를 하는 체력'과 '병에 걸리지 않는 체력(면역력)'은 다르다는 사실을 알고 있었던 것이지요. 하지만 '질병의 원인이 되는 최고의 악역'은 여전히 밝혀지지 않은 상태였습니다. 다양한 분야를 오가며 포괄적으로 공부를 하던 필자는 연구 주제로 인간의 몸이 원래부터 가지고 있는 질병 인자가 아닌 병을 발생시키는(면역 기능을 떨어뜨리거나 유전자를 상처 입히는) 생활 습관을 선택했습니다.

그리고 마침내 나카노조 연구를 통해 운동과 건강의 관계가 명확해졌습니다. 본문에서 이미 설명했지만, 운동으로 면역 기능을 향상시키는 것도 건강해지는 유전자의 스위치를 켜는 것도 가능합니다.

프롤로그에서 소개했던 대로 나라 현, 와카야마 현, 요코하마 시 등의 각 자치단체가 메츠 건강법을 도입하여 순조롭게 성과를 내기 시작했습니다. 그뿐만이 아닙니다. 세계 1위의 장수국인 일본이 건강 장수라는 이름을 떨치기 위해 자리보전 인구 제로를 목표로 건강한 몸 만들기의 바탕으로써 메츠 건강법을 도입하려는 움직임도 나타나고 있습니다.

나카노조 마을 주민 5000명의 협력으로 시작된 이 기적은 14년이나 되는 세월을 거쳐서 일본에 퍼졌고, 그리 머지않은 미래에는 건강한 몸 만들기의 세계적인 기준이 되리라고 생각합니다.

마지막으로 지금도 협력해주시는 나카노조 마을의 여러분, 그리고 은사인 셰퍼드 박사님께 큰 감사를 드립니다.

이 책이 독자 여러분의 건강한 삶에 도움이 되기를 마음 깊이 바랍니다.

건강하게 오래 살려면

차라리
운동하지 마라

펴낸날 초판 1쇄 2015년 3월 11일

지은이 아오야기 유키토시
옮긴이 김현화

펴낸이 임호준
이사 홍헌표
편집장 김소중
책임 편집 윤혜민 | **편집 3팀** 장재순 김유경
디자인 왕윤경 김효숙 | **마케팅** 강진수 권소회 임한호
경영지원 나은혜 박석호 | **e-비즈** 표형원 이용직 김준홍 고연정 최서경

인쇄 (주)웰컴피앤피

펴낸곳 비타북스 | **발행처** (주)헬스조선 | **출판등록** 제2-4324호 2006년 1월 12일
주소 서울특별시 중구 세종대로 21길 30 | **전화** (02) 724-7633 | **팩스** (02) 722-9339

ISBN 979-11-85020-70-9   13510

• 이 도서의 국립중앙도서관 출판예정도서목록(CIP)은 서지정보유통지원시스템 홈페이지(http://seoji.nl.go.kr)와
  국가자료공동목록시스템(http://www.nl.go.kr/kolisnet)에서 이용하실 수 있습니다. (CIP제어번호 : CIP2015005135)

• 비타북스는 독자 여러분의 책에 대한 아이디어와 원고 투고를 기다리고 있습니다.
  책 출간을 원하시는 분은 이메일 vbook@chosun.com으로 간단한 개요와 취지, 연락처 등을 보내주세요.

비타북스는 건강한 몸과 아름다운 삶을 생각하는 (주)헬스조선의 출판 브랜드입니다.